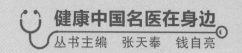

健康中国名医在身边

丛书主编 张天奉 钱自亮

# 安睡有方

## 失眠防治一本通

黄燕◎主编

**SPM** 南方出版传媒

广东科技出版社 | 全国优秀出版社

·广州·

**图书在版编目（CIP）数据**

安睡有方：失眠防治一本通 / 黄燕主编 . —广州：广东科技出版社，2022.1（2022.7重印）

（健康中国名医在身边/张天奉，钱自亮主编）

ISBN 978-7-5359-7749-6

Ⅰ．①安…　Ⅱ．①黄…　Ⅲ．①失眠－防治　Ⅳ．①R749.7

中国版本图书馆CIP数据核字（2021）第194112号

**安睡有方——失眠防治一本通**

ANSHUI YOUFANG — SHIMIAN FANGZHI YIBENTONG

出　版　人：严奉强

责任编辑：曾永琳　汤景清

封面设计：友间文化

插图绘制：谢惠华（艾迪）　李抒颖　许可证

责任校对：李云柯

责任印制：彭海波

出版发行：广东科技出版社

　　　　　（广州市环市东路水荫路11号　邮政编码：510075）

销售热线：020-37607413

http://www.gdstp.com.cn

E-mail：gdkjbw@nfcb.com.cn

经　　　销：广东新华发行集团股份有限公司

印　　　刷：广州市彩源印刷有限公司

　　　　　（广州市黄埔区百合三路8号　邮政编码：510700）

规　　　格：787mm×1 092mm　1/16　印张9.25　字数185千

版　　　次：2022年1月第1版

　　　　　2022年7月第2次印刷

定　　　价：49.80元

# 健康中国名医在身边
# 丛书编委会

**主　编**　张天奉　钱自亮

**副主编**　冯　军　韩　霞　张恩欣　周　晓
　　　　　钟印芹　李燕如

**编　委**　王利军　毛东伟　左国杰　朴春丽
　　　　　杨俊兴　吴云天　吴文江　吴学敏
　　　　　张智伟　夏仕俊　徐卫方　唐新征
　　　　　崔韶阳

# 本书编委会

**主　编**　黄　燕

**副主编**　王利军　张萃艺　陈苑婷

**编　委**　王华政　金洪鑫　吴栋泽天　邱丹韫

　　　　　陈　旭　李鑫楠　龚胜兰

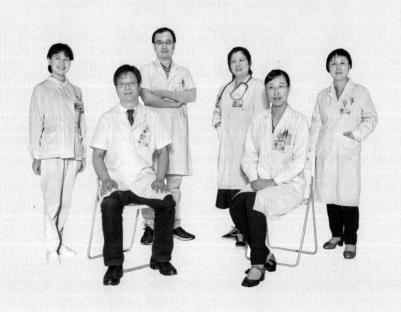

# 仝序

近年来，如何预防"亚健康"状态成为社会上的热门话题。随着生活水平的提高，人们对自身健康的要求也有了进一步的提高，对健康的关注焦点从"能治病、治好病"逐渐转变为"不生病、少生病"。预防疾病的发生，成为绝大部分人的新需求、新期待。

党和国家高度重视人民健康。早在2016年，中共中央、国务院就印发了《"健康中国2030"规划纲要》（以下简称《规划纲要》），并发出通知，要求各地区各部门结合实际认真贯彻落实。《规划纲要》提出"充分发挥中医药独特优势"，要求提高中医药服务能力，发展中医养生保健治未病服务，推进中医药继承创新。2019年，国家卫生健康委员会也制定了一份详尽的发展战略《健康中国行动（2019—2030年）》，战略中提到要树立"大卫生、大健康"理念，并坚持预防为主、防治结合的原则，以基层为重点，以改革创新为动力，中西医并重。

在这一时代背景下，本套丛书应运而生，旨在引导群众建立正确的健康观，形成有利于健康的生活方式、生态环境和社会环境，促进以治病为中心向以人民健康为中心转变，响应国家"健康中国"战略号召，推动我国中医药事业的发展，推动医疗卫生工作重心下移、医疗卫生资源下沉，普及医学知识，提高大众对医学常识的掌握程度。

在为大众带来健康知识的同时，本套丛书也为发扬中医精神，强调中医"治未病"理念尽了一份力。本套丛书普及了中医药知识，并有大量易于掌握的中医保健方法。读者可以自学、自用，在家进行保健活动，将中医药优势与健康管理结合，从而实现中医药健康养生文化的广泛传播和运用。同时，本套丛书由各科中医药带头人担任主编，实现了对当代名中医经验的传承与弘扬。书中内容结合现代人的生活特点，既有传承又有创新，打造了适合当代人保健养生的新方法，是对中医药文化的创新性发展。

本套丛书以生活保健为主要内容，从常见病和生活保健知识入手，向大众提供可行的健康指导和常识科普。本套丛书从知识性来说，是专业、翔实的；从风格来说，是轻松、活泼的。本套丛书选取了大众较为熟悉的健康议题，有颈肩腰腿痛、骨科疾病、肛肠疾病、肺病、心脏病、甲状腺疾病和睡眠问题这类生活中常见的健康问题，也有糖尿病这种在中国发病率较高、受到广泛关注的慢性病，此外，还特别关注了女性和儿童的健康问题，选取了乳房知识、孕产知识和小儿推拿等议题来进行科学普及。每一册书都有自己的特点，例如《手到痛除——颈肩腰腿痛一本通》一书着重讲解了针对颈肩腰腿痛的按摩、训练方法，《防"糖"大计——糖尿病一本通》则详细介绍了糖尿病从发病机制到应用药物的知识。对于普通读者来说，这是一套十分适合在平时翻阅、查询的手边保健书；而对于中医人来说，这也是一套真正能够走入群众中去，"接地气"的中医普及书。

中国科学院院士

2021年12月5日

# 沈序

中共中央、国务院高度重视人民卫生健康事业。2016年8月，习近平总书记在全国卫生与健康大会上强调"没有全民健康，就没有全面小康"，又做了具体阐明："健康是促进人的全面发展的必然要求，是经济社会发展的基础条件，是民族昌盛和国家富强的重要标志，也是广大人民群众的共同追求。"

2016年，中共中央、国务院发布了《"健康中国2030"规划纲要》，确立了"以人民健康为中心"的大健康观。《规划纲要》中提到要发挥中医"治未病"的优势，指明要发挥中医药在慢性病防治中的作用。

国家中医药管理局启动了"治未病"健康工程，并制定出台了《中医医院"治未病"科建设与管理指南（试行）》，这不仅为"治未病"学科建设增加了更多使用内涵，更为提升全民健康素质做出了重大决策。

早在几千年前，我们的祖先就已提出"治未病"的学术观点，并传承至今。《黄帝内经·素问·四气调神大论篇》曰："是故圣人不治已病治未病，不治已乱治未乱，此之谓也。夫病已成而后药之，乱已成而后治之，譬犹渴而穿井、斗而铸锥，不亦晚乎！"国家提出的"健康中国"概念与中医"治未病"的思想不谋而合。对于疾病的防治，关键在一个"早"字，疾病要早预防、早治疗，才能把疾病对人体的损害控制在最低程度。对于国家来说，提高人民的健康水平，就需要将疾病防控的重点落在基层，让"医疗资源下沉"；而对于广大人民群众来说，掌握健康与疾病的基本知识是预防疾病的关键和基础。

上工治未病，"健康中国名医在身边"这个系列，即是为了让广大人民群众掌握健康与疾病的基本知识而出版的一套丛书。此丛书从广大群众感兴趣的防治议题入手，把复杂的、难以理解的专业术语，用通俗易懂的语言表达出来，起到了较全面地普及常见疾病防治知识的作用。丛书内容生动丰富、简易实用，较全面地涵盖了中医药防治疾病的基础知识，弘扬了中医学防治疾病的精神内涵。此套丛书实用价值高，它普及了大健康概念，尤其对指导广大人民群众正确预防疾病、促进患者早日康复大有益处，诚属难能可贵之作，故乐而为序。

国医大师 沈宝藩

2021年12月6日

# 前言

中医药是中华文明的瑰宝，护佑中华民族繁衍生息，让中华儿女屹立于世界民族之林。饱经岁月磨砺与历史沉淀的中医药学，包含着中华民族几千年的健康养生理念及其实践经验，凝聚着中华民族的博大智慧。在应对卫生挑战、推进卫生合作、推动完善公共卫生治理方面，中医药潜力无限，日益发挥着独特而重要的作用。

与此同时，在世界范围内，中医药正在得到越来越多的认可。2019年5月，第七十二届世界卫生大会审议通过了《国际疾病分类第十一次修订本》，首次将起源于中医药的传统医学纳入其中。民族的才是世界的，中医药将为全球健康管理贡献中国智慧、中国方案。

2016年10月，中共中央、国务院印发了《"健康中国2030"规划纲要》，《规划纲要》以提高人民健康水平为核心，从健康生活、健康膳食、健康体质、健康服务、健康保障、健康环境、健康产业、卫生体制八大方面全面解读了健康热点问题，普及了健康中国的基本知识，揭示了健康中国的战略意义，描绘了健康中国的美好远景，推动了健康中国战略的有效落地。

为了响应健康中国建设，我们通过编辑出版"健康中国名医在身边"丛书，以专家的视角和权威的声音，普及中医药的相关基本知识，提高大众对医学常识的掌握程度，特别是为常见病、慢性病患者提供防治指导，以提高他们的生活质量，同时解读社会关注、百姓关切的健康热点问题，倡导自主自律的健康生活方式。

"健康中国名医在身边"丛书将分辑出版，旨在使读者读有所得、读有所获。健康是促进人们全面发展的必然要求，是经济社会发展的基础条件。实现国民健康长寿，是国家富强、民族振兴的重要标志，也是全国各族人民的共同愿望。希望本丛书能为推进健康中国建设，提高人民的健康水平贡献自己的一份力量。

# 目录
Contents

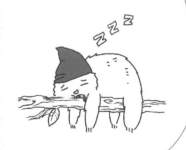

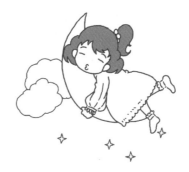

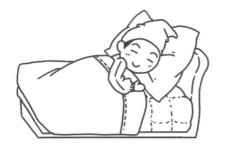

# 睡眠
## 学问知多少

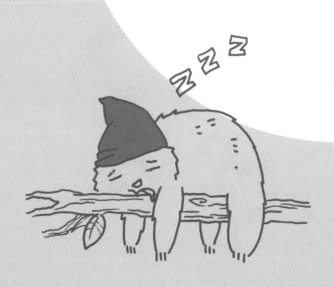

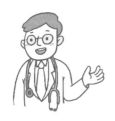

# 认识睡眠

　　睡眠是我们生存的一部分，每个人都离不开它。在人类文明几千年的历史长河中，我们都遵循着一个不变的规律：日出而作，日落而息。我们可能不完全理解入睡"开关"作用的机制，但是"开关"却在每个人的大脑中：天黑了，夜静了，人们就进入安然的梦乡；天亮了，人们就自动醒来。睡眠让我们的身体和大脑得到休息，从而维持着生命。在我们漫长的人生当中，有三分之一的时间都是在睡眠中度过的，所以我们在开篇先来认识一下睡眠。

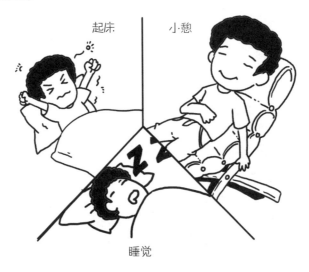

起床　　小憩

睡觉

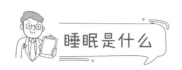
人类的睡眠可分为五期、两相。

第1期：此时人躺下不久，意识处于模糊状态，身体有飘浮感，如人在此时醒来，则会否认已入睡。

第2期：此时睡眠甚好，掰开眼睑眼球也不动，如人在此时醒来，仍会有未曾入睡之感。

第3期：此时机体对外界刺激的阈值提高，如人在此时醒来，则有睡眠感但不深。

第4期：此时睡眠最深，人在睡眠中无精神活动和眼球活动，不易被叫醒。

第5期，这一时期人在睡眠的同时伴有眼球快速水平颤动，中枢神经和自主神经也在进行大量活动，此时会出现丰富多彩的梦境。

上述前4期的睡眠叫非快速眼动睡眠（NREM sleep），其中第1期和第2期的睡眠称为浅睡眠，第3期和第4期的睡眠被称为深睡眠；第5期的睡眠叫快速眼动睡眠（REM sleep）。这两相睡眠交替循环。两相睡眠交替1次为1个周期，每夜有4～6个循环周期。

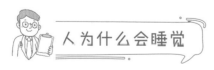 人为什么会睡觉

简单地说，人会睡觉，主要是因为大脑受到生物钟的影响。生物钟是生物体内一种无形的"时钟"，实际上是一种生命活动

的内在节律。

人体的大脑里有个腺体叫作松果体，它能够分泌一种叫作褪黑素的激素。褪黑素的分泌受光照和黑暗的调节，因此，昼夜周期中光照与黑暗的周期性交替会引起褪黑素的分泌出现相应的变化。有实验证实褪黑素在血浆中的浓度白昼低、夜晚高。松果体正是通过调节褪黑素的分泌，向中枢神经系统发送"时间信号"，从而引发"生物钟"现象。地球上所有生存着的动物都被这种生理机制支配，人们昼出夜眠的规律也因此而形成。

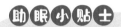

### 倒班工作者如何调整睡眠

失眠现象常见于倒班工作者，这是因为倒班工作者的工作时间和睡眠时间频繁改变，很难及时调整体内生物钟，生物节律发生紊乱就容易导致失眠，而且白天睡觉环境比晚上差，睡眠质量也会受影响。此外，每个人对睡眠时间改变的适应能力不同，有的人可以很快适应，有些人则很难。

如果你需要倒班工作，那么有几点建议：①争取顺应生理周期的轮班时间，最好选择轮班周期长（3周以上）的三班倒制度；②白天休息时保持卧室昏暗、安静，必要时可用耳塞和眼罩；③尽量坚持规律的休息时间，在休息日也尽量提前适应新一轮工作的作息时间，就算无法入睡也应该养精蓄锐；④限制饮用含有咖啡因的饮品，避免摄入过于油腻、辛辣及难消化的食物。

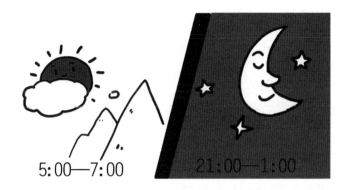

5:00—7:00    21:00—1:00

 睡眠有什么作用

### 消除身体和大脑的疲劳

　　睡眠是胃肠道及其有关脏器合成并制造人体能量物质的好时机。入睡后，体温、心率、血压下降，呼吸及部分内分泌减少，基础代谢率降低，各个器官都能得到充分休息，从而使体力得以恢复。大脑在睡眠状态下耗氧量大大减少，这有利于脑细胞能量贮存，因此睡眠也能很好地改善大脑的疲劳状态。

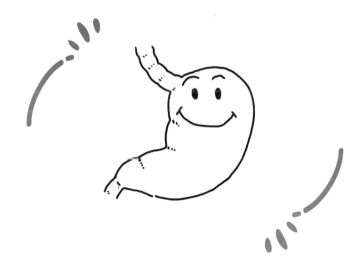

## 缓解压力

"酣眠固不可少，小睡也别有风味。"安静的晌午，一觉醒来，感觉风轻云淡，什么烦恼都抛诸脑后去了。睡眠能够让疲惫的大脑得到休息，能让紧张的心情得到放松，是非常有效的解压方法。

## 促进生长发育和延缓衰老

在睡觉时，身体的内分泌系统会调整激素的分泌，其中生长激素是"重点调整对象"。在夜晚入睡，生长激素的分泌量会大大增加，因此，在生长发育期，青少年能够有充足的睡眠是长高的秘诀。生长激素对成人来说也很重要，它能修复老化的肌肤、伤口以及其他身体组织，对脂肪燃烧等有重要作用，所以，即使是成年人，拥有充足的睡眠也是大有好处的。

此外，在睡眠过程中，皮肤毛细血管循环加快，其营养和清除功能加强，使得皮肤的再生更快，所以睡眠也有益于皮肤美容。

## 提高免疫力，预防疾病

睡眠是我们的免疫系统的"工作时间"，在睡眠时，骨髓会集中力量生成各种血细胞，这些细胞是人体免疫的重要防线，因此，睡眠能有效提高免疫力。此外，睡眠还能够减轻心脏的负担，使心脏得到休息。

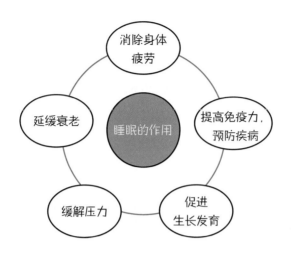

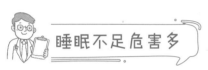

## 睡眠不足危害多

有些年轻人经常熬夜，当他们听到有些人因熬夜而猝死时，就会感到焦虑，担心自己哪天也会猝死。真的是这样吗？

如果只是偶尔熬夜或失眠，其实不用太恐慌，短暂性失眠是很常见的。如果只是一个晚上不睡觉，并不会对你的身体产生很大的危害，同样，短期内低质量的睡眠也不会对你的器官机能产生直接危害，而更多是对精神方面造成影响，只要能够在后期补充睡眠，就不会对身体有太大危害。

其实，单纯因睡眠不足猝死的情况非常少见，看似因睡眠不足猝死的人一般本身就有隐藏的致死性病因，如心源性疾病。存在一种致死性家族性失眠症，但它属于遗传性疾病，没有此家族病史的朋友就不用担心了。

不过，长期的睡眠不足会让免疫力相对下降，使得睡眠不足的人比睡眠充足的人更容易患上器质性病变，比如：感染病毒后易患病毒性心肌炎。长期失眠可能使原有的基础疾病的情况恶化，比如：本身心脏不好或者有高血压病史的人，出现失眠以后，血压更高，头更晕，心脏工作不规律，病情加重。这就间接增加了猝死的风险。

此外，长期失眠会导致大脑功能减弱，使人患上心理、精神方面的疾病。长期失眠，人就容易产生烦躁、易怒、低落等情绪，注意力、反应力、判断力下降，有时甚至会做出令人意想不到的举动，比如自杀。这些问题都是不容忽视的健康杀手，归根结底，还是得好好睡觉才行啊！

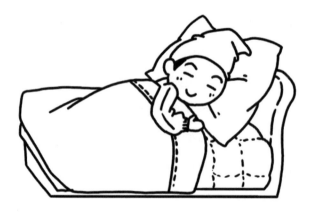

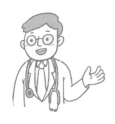

# 多睡好还是少睡好

　　有些人每到节假日都要睡到天昏地暗，以解工作日起早摸黑不能赖床的"心头之恨"。其实睡眠时间不是越长越好，人需要的睡眠时间存在个体的差异，有的人睡七八个小时还不够，有的人睡四五个小时就能神采奕奕。刻意延长卧床时间，会使睡眠效率降低，并影响睡眠质量，反而可能越睡越迷糊，所以应该遵循科学的睡眠规律。

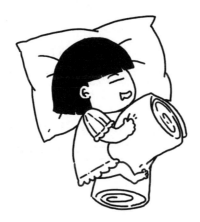

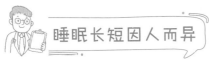

睡眠长短因人而异

　　很多杰出人才都属于短睡眠者，爱迪生就是广为人知的短睡眠者。根据科学研究，每个人最适宜的睡眠时长，主要是由基因决定的。

人在不同的年龄阶段对于睡眠时间的生理要求不同，刚出生的婴儿需要较多的睡眠，随着年龄的增加，人对睡眠的需求逐渐减少。大多数成年人每天需要7～9小时的睡眠，而基因携带DEC2变异体的人，则可以比正常人少睡2～2.5小时。他们在工作、学习和生活中照样很积极、充满活力，并不比普通人更疲劳。他们也被称为"短睡眠者"，不但作息规律与普通人不同，他们的生活态度也不一样，更加倾向于乐观积极。这样的人代谢情况也与众不同，短睡眠者通常偏瘦，而其他人如缺乏睡眠则可能会发胖。

## 专家建议的每天睡眠时长

新生儿（0～3个月）：14～17 小时

婴儿（4～11个月）：12～15 小时

幼儿 （1～2岁）：11～14 小时

学龄前 （3～5岁）：10～18 小时

学龄儿童（6～13岁）：9～11 小时

青少年（14～17岁）：8～11 小时

年轻人（18～25岁）：7～9 小时

成年人（26～64岁）：7～9 小时

老年人（65岁以上）：7～8 小时

不过，如果你不是基因携带DEC2变异体的短睡眠者，而睡眠时间又长期少于每天7小时，你的身心健康就会受到威胁，你患上糖尿病、高血压病、肥胖症等病症的风险也会大增。如果你没有短睡基因，就还是好好睡觉吧！

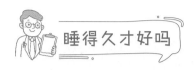 

有人说："我周末要睡到很晚，因为我觉得多睡觉对身体好。"真是这样吗？

其实，超过所需时长的睡眠并不会让身体更棒，想知道自己的睡眠充足与否，可通过第二天观察自身的状态来判定，如可以注意自己头脑是否清醒灵敏、体力和精力是否充沛。单纯延长睡眠时间往往会导致睡眠变浅，睡眠质量反而会变差。此外，过长时间的睡眠使得大脑长期处于抑制状态，生理活动和新陈代谢也都会受到抑制，反而不利于身体健康。

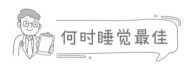 何时睡觉最佳

人的最佳入睡时间一般在21：00—22：00，因为在这个时候人体会出现一次生物低潮，如果在23：00还未入睡，那么，过24：00，入睡就比较难了，对于年龄较大的人及失眠症患者来说，更是如此。要保持好的睡眠，也需要按时起床。有研究认为，在早晨6：00左右起床最为合适，因为早晨6：00是人体生物

高潮的顶峰时段，此时，人的精力最为旺盛。

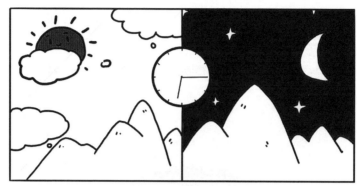

古人认为人在一年中，应根据季节变化来调整起居时间，《黄帝内经·素问·四气调神大论》中就详细解释了一年四季要在何时就寝和起床，具体是这样说的：

"春三月，此谓发陈。天地俱生，万物以荣。早卧早起，广步于庭。被发缓形，以使志生。生而勿杀，予而勿夺，赏而勿罚。此春气之应，养生之道也。逆之则伤肝，夏为寒变。奉长者少。

"夏三月，此谓蕃秀。天地气交，万物华实。夜卧早起，无厌于日。使志无怒，使华英成秀。使气得泄，若所爱在外。此夏气之应，养长之道也。逆之则伤心，秋为痎疟。奉收者少。

"秋三月，此谓容平。天气以急，地气以明。早卧早起，与鸡俱兴。使志安宁，以缓秋刑。收敛神气，使秋气平。无外其志，使肺气清。此秋气之应，养收之道也。逆之则伤肺，冬为飧泄，奉藏者少。

"冬三月，此谓闭藏。水冰地坼，无扰乎阳。早卧晚起，必待日光。使志若伏若匿，若有私意，若已有得。去寒就温，无泄皮肤，使气亟夺。此冬气之应，养藏之道也。逆之则伤肾，春为痿厥。奉生者少。"

以上这几段简单地说，就是告诉人们要顺应四季的规律：春季应该早睡早起，夏季应该晚睡早起，秋季要早睡早起，冬季应该早睡晚起。这样才能保持健康。

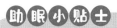

**助眠小贴士**

### 如何挑选合适的寝具

床：挑选床的时候，首先要考虑床的大小，因为睡觉时需要足够的空间来调整睡姿。其次要考虑床的高度，床的高度应该以方便上下床为佳，太高或太低均不适宜。

床垫：床垫宜软硬适中，以木板床上铺10厘米厚的棉垫的软硬度为佳。软硬适中的床可保证脊椎维持正常生理曲线，使肌肉放松，有利于消除疲劳。

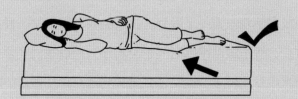

枕头：最佳的枕头高度应该稍低于自己肩部外侧到同侧颈部的距离，这样无论侧卧还是平卧，颈椎均可保持生理曲度。枕头也不宜过软或过硬，最好选择有弹性的。此外，可以选择长一点的枕头，方便在夜里调整头颈部姿势。

被子和被套：被子、被套的材质宜选择柔软的天然织物，纯棉最好，尽量不要选择容易产生静电的化纤。被子重量也应当适中，过重容易导致呼吸困难，过轻则容易掉落导致夜间着凉。

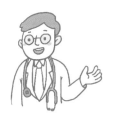

# 揭开梦的神秘面纱

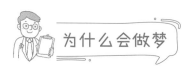

为什么会做梦

前面我们介绍过人在睡眠时有两相睡眠交替，人在快速眼动睡眠期，会出现眼球快速活动，还可能有梦话、笑容或笑声，或被噩梦惊醒，或翻翻身改变一下睡姿，这就是我们做梦的时候了。随着睡眠的进行，快速眼动睡眠时间也会增加，所以我们经常会发现早晨那段睡眠中梦比较多，或是感觉闹钟响起时正在做梦。通常，我们只会记得快清醒前所做的梦或根本不记得做过梦。

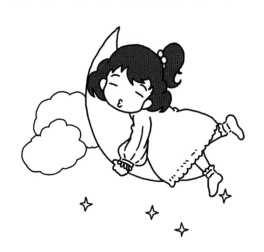

睡眠研究者认为深睡眠是恢复体力的最主要睡眠状态，而做梦的睡眠主要和恢复脑力有关。

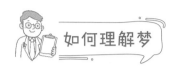

## 如何理解梦

梦境是对各种不同信息的整合。人总是在白天接收大量杂乱的信息，梦可以帮助人们进行筛选与整理，抹去不必要的信息，并将必要信息送往大脑皮层的枕叶长期贮存下来。当信息被投射到枕叶上时，大脑中便出现了各种生动的景象，这便是梦境所见。

日常生活中，如果学生学习压力较大常常会梦到上课和考试，"学霸"甚至能在梦中做题，这其实就是大脑对所学知识的一种自动巩固。经过梦境对信息的加工处理，许多人会觉得醒来后思维变得更清晰了，但有时也会觉得忘了许多东西。

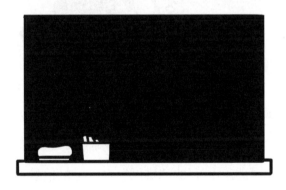

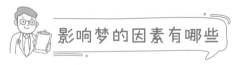

## 影响梦的因素有哪些

心理因素最容易对梦产生影响。有句俗语说得好，"不做亏心事，不怕鬼敲门"，指的是负面心理因素对梦的影响。有些人做了亏心事，心里不安，负面情绪刺激大脑，引起大脑皮质和丘脑下部兴奋，促使某些激素分泌增加，这些激素又反过来刺激大脑，从而影响睡眠，导致噩梦。

睡眠时周边环境的变化能影响梦的形成。外界刺激是做梦的机制之一，外界刺激的种类也与梦的内容密切相关，在睡眠过程中，人感受外界不同的光、声、气味、温度等刺激，就会出现相关的梦境。例如，胸部受压，人就可能做噩梦，梦到有石头或怪物压在身上，怎么也喘不过气、喊不出声来，甚至可能在梦中停止呼吸。

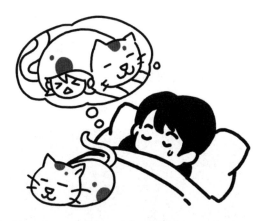

内脏的刺激也会影响梦的内容，最常见的刺激来自膀胱：当人在睡眠时膀胱充盈，尿液就会刺激膀胱壁，这种刺激信息传入大脑，就会和大脑已贮存的"排尿"这一记忆信息相整合，此时睡眠者往往会在梦中寻找厕所，可是到哪也找不到，最后因膀胱过度充盈、刺激过于强烈，睡眠者就会醒来去排尿。但对于儿童，这种梦的结果往往是找到了厕所，所以他们最终尿床了。部分成年人有时有此现象也可能是这个原因。

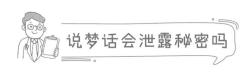

我们在生活中或影视作品中都见过睡眠者说梦话，梦话是指睡眠中无意识的讲话、唱歌、哭笑或者嘟囔声。人的梦话大部分时候只是发音不清晰、不成文法的只言片语，有时则可能是连贯的言语，甚至是成段的述说，或不带感情，或带有愤怒等感情色彩。梦话可以自然发生，也可以被诱导出来。至于人为什么会说梦话，睡眠研究者还没有找到原因，但说梦话的行为有家族遗传的可能，受到情感刺激或发热的人更可能说梦话，某些类型的睡眠障碍，比如阻塞性睡眠呼吸暂停综合征、快速眼动睡眠行为障碍和睡惊症都可能伴有梦话。

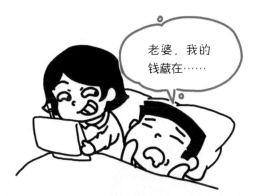

梦话的内容虽然与人的心理活动有关，但大部分时候只是只言片语或嘟囔声，所以一般不会泄露你的秘密，也无须治疗。但如果梦话是伴随着睡眠障碍出现的，就要治疗这些疾病了。

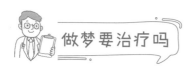

## 做梦要治疗吗

多梦通常是由于脑活动受到干扰，浅睡眠增多。所以多梦的人晨起后会特别疲劳，如果是这种情况就需要治疗，而正常做梦是不需要治疗的。

我们大部分人都偶尔做过噩梦。人在做噩梦时常有惊恐体验，醒后会呼吸、心率加快，但不伴有压迫感和肢体欲动不能。严重的噩梦被称为梦魇。梦魇可以发生在夜间睡眠时或午睡时，如果发生在夜间睡眠时，则一般是在后半夜。患者通常会做一个很长的梦，梦刚开始时是不恐怖的，但随着梦的发展，内容往往变得离奇恐怖，患者会惊恐挣扎，但想喊喊不出、想跑跑不动（有时同床者会发现其呻吟或惊叫）。患者此时呼吸加深，心率加快，随后惊醒，醒后能够清晰地回忆起刚才的梦境，并感到心有余悸。有时患者并不立即醒来，而是在早晨回忆起做过一个非常恐怖的梦。

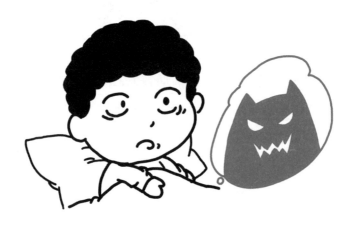

偶尔做噩梦属于正常现象，无须治疗，而频繁的梦魇严重影响睡眠，使人的精神状况恶化，建议采取措施来预防梦魇频繁发生：睡前要避免接触惊险刺激的图书和视频等内容，还应避免睡前过饱和不良睡姿。心理治疗可能有理想效果，曾有报道：一位十几岁的少年经常做被追逐的噩梦，医生建议他学习跆拳道，并让人模仿梦境场景，教导他在这时还击，之后少年的梦魇就不再发生了。

说了这么多，你对梦有一定了解了吗？如果在做梦这件事上有特别的感受，请咨询睡眠专科医生，梦还有很多未解之谜等待我们去发现。

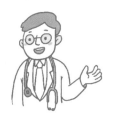

# 睡眠时那些小事

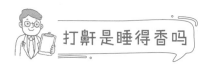

打鼾是睡得香吗

生活中常听到有人说："好羡慕××睡眠好，头一沾枕头就鼾声大作。"可是，打鼾真的是睡得香吗？

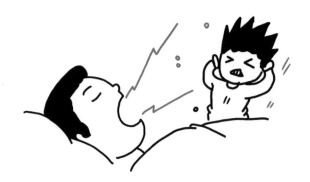

## 什么是打鼾

打鼾俗称打呼噜，主要原因为鼻腔及口腔处狭窄、发生阻塞，加上睡眠时咽部软组织松弛、舌根后坠，气流不能自由通过咽部，咽部软组织振动，就会发出鼾声。

医学研究发现，每4个打呼噜的人中就有1个患了睡眠呼吸暂停综合征。睡眠呼吸暂停综合征是一种睡眠时呼吸骤停的睡眠障碍，主要表现为鼾声不规则，音调高低不等，有时会突然鼾声停止，这时患者口鼻处气流停止，大约持续10～30秒，接着患者会大口喘气，然后鼾声又响起，一晚上不停重复，可达数十次。睡眠呼吸暂停综合征的患者在睡眠中会有窒息感，可突然憋醒，继而惊叫、坐起，并感觉胸闷心慌。由于缺氧，患者会在夜间频繁翻身，多见胸口以上出汗，有人会遗尿，还有人会出现呓语、梦游、幻听等。

睡眠呼吸暂停综合征一般在40～60岁发病，超重的中老年男性更常患此病。睡眠中呼吸反复暂停，会造成机体间歇性缺氧，容易诱发高血压病、冠心病、心律失常、脑血管疾病等，严重时甚至会导致猝死。

## 如何治疗睡眠呼吸暂停综合征

那么，患上了睡眠呼吸暂停综合征可怎么办？

首先，需要去医院寻求医生的帮助，医生会根据睡眠呼吸监测的结果给出相应的建议，如果病情严重，则需要在睡觉时佩戴小型呼吸机。此外，对于有这类问题的人，我们还有以下几点建议。

（1）肥胖者要养成定期锻炼的习惯，积极减肥。

（2）睡前尽量不要饮酒，不要喝浓茶、咖啡，也不要服用安眠药物，因为它们都会使呼吸变得浅而慢，并使肌肉比平时更加松弛，导致咽部软组织更容易堵塞气道。

（3）睡觉应采取侧卧位，这样可以避免睡眠时舌、软腭松弛后坠。

（4）吸烟者应戒烟以增强肺功能。

（5）饮食要清淡、均衡，避免摄入高糖、高脂肪食物。

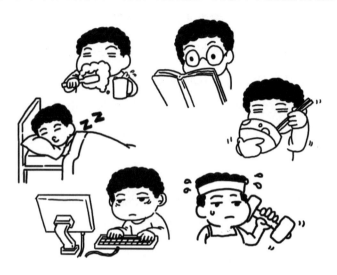

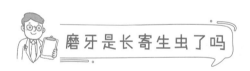

磨牙是长寄生虫了吗

经常有人问："睡觉时磨牙是不是长寄生虫了？"下面我们就来了解一下关于磨牙的知识。

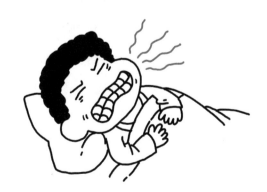

## 什么是磨牙

磨牙常见于儿童和年轻人，是指在睡眠时无意识出现上下牙齿彼此磨动或紧咬的行为。磨牙时会发出"咯吱咯吱"的声音，但患者本人多不知晓，常为别人所告知。磨牙通常不会造成什么严重的后果，轻度磨牙主要会导致牙釉质磨损，重度磨牙则会导致患者的牙本质损失。如果长期磨牙，导致了其他的并发症，则需要积极治疗。

## 为什么会磨牙

磨牙与心理压力、牙颌问题、神经系统问题、消化不良等多种因素有关。儿童磨牙主要与消化不良及寄生虫感染有关，寄生虫的活动及产物刺激熟睡患儿的大脑，可引起咀嚼肌痉挛或持续收缩，继而引起磨牙。此外，有研究指出，一些不良的口腔习惯（如咬手指、咬铅笔、咬被角等）也可能与儿童磨牙有关。

## 磨牙怎么治疗

如果每晚均有磨牙发作，可以去医院检查是否有颞颌关节、神经系统的病变或寄生虫病。不是每晚发作的话，就不用太紧张了，可以在睡前尝试通过各种方式放松心情，避免食用会导致兴奋的食物和饮料，平时要注意补充钙。儿童还应注意保持手部卫生并定期驱虫，必要时可用护牙托以避免牙齿受到损害。

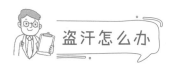

## 盗汗怎么办

### 🍶 什么是盗汗

睡眠中出汗，醒则汗止，称为盗汗。盗汗属于常见症状，可轻可重：轻者夜眠中因燥热而醒，醒后发现身上有汗，偶有发作，不经治疗也可好转；重者每日发作，每次醒来发现大汗湿透全身，不得不每晚换衣服、床单。

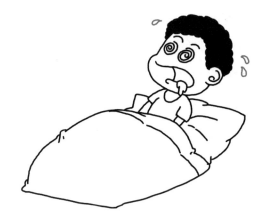

### 🍶 为什么会盗汗

在天气炎热、穿衣过厚、饮用热汤、情绪激动、奔波劳顿等情况下，出汗量增加，此属正常现象，并不是我们所说的盗汗。部分盗汗的原因不明，可能与自主神经功能紊乱有关；某些疾病如甲状腺功能亢进（甲亢）、糖尿病，常导致基础代谢率升高，也易合并交感神经功能紊乱，进而导致盗汗；更年期综合征也可导致盗汗，患者通常在盗汗的同时还会有易醒、潮热等症状；严重盗汗可见于慢性疾病或发热性疾病，如结核病。

## 🧴 盗汗应注意些什么

已经有盗汗症状的患者，出汗时应及时用干毛巾将汗擦干，注意防护以免感冒。出汗多者，需经常更换内衣，并注意保持衣服、卧具干燥清洁。

原发性的盗汗，可以尝试用中医调理。很早之前，中医就对盗汗有了一定的认识，认为此病较多由阴虚、血虚所致。少数人由于体质关系，平素易盗汗，而不伴有其他症状（如发热），经中医药调理，预后较好。

当然，在进行中医调理之前，先要排除器质性病变，如结核、甲亢。对发生于其他疾病过程中的盗汗，治疗时应着重针对原发疾病，有时要待原发疾病好转、痊愈后，盗汗才能减轻或消失。

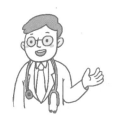

# 睡眠中的"奇葩"行为

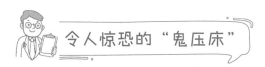

令人惊恐的"鬼压床"

相信有些朋友应该有过"鬼压床"的经验：睡觉睡到一半突然清醒，发现全身无法动弹，耳朵旁传来骇人的声响、尖叫声，有些人甚至会出现幻觉。"鬼压床"的医学名称为睡眠麻痹，是在快速眼动期醒来时发生的一种病症，发病原因尚不明了，通常认为它与精神压力、睡眠习惯有关。

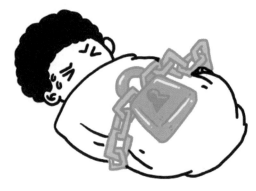

我被"封印"了！

## 导致"鬼压床"的因素

① 精神状况不佳

在过度疲劳、压力过大的状态中入睡，叮能会降低睡眠质量，使人更容易在快速眼动期醒来，肌肉却仍然维持紧绷，从而产生"鬼压床"的症状。

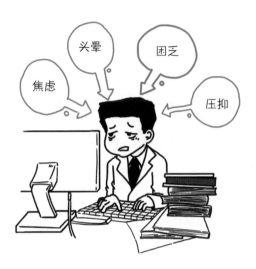

② 睡眠习惯不良

吃饱就入睡、使用高枕、趴着睡觉、蒙头睡觉等习惯都可能导致脑部的供氧量不足，继而导致"鬼压床"。长期这样睡觉可能造成脑部血管硬化，严重时可能引发脑梗死、脑出血等疾病。

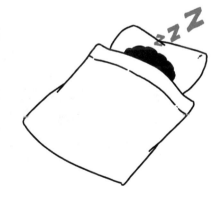

### 💊 怎么避免"鬼压床"

(1) 挑选适当的枕头

枕头高度以8～12厘米为宜，软硬适中，躺下时头部能自由地左右转动即可。不要选择太柔软的枕头，过于柔软的枕头反而可能导致颈部姿势不良、头部供血不足，进而引发"鬼压床"。

(2) 适当运动

适当的运动可以促进血液循环，运动后产生的疲倦感也能让人更快入睡、睡得更好，但切记不要在睡前做剧烈运动，以免大量分泌肾上腺素导致大脑过度兴奋，使得睡眠变浅，更易出现"鬼压床"的现象。

(3) 避免睡前用脑过度

临睡时可做些较轻松的事，使脑子放松，这样更容易入睡。否则，大脑处于兴奋状态，"鬼压床"就容易找上你，时间长了，还容易失眠。

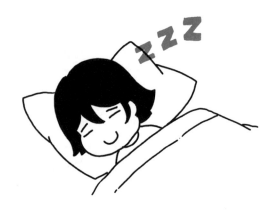

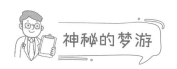

## 神秘的梦游

大部分人都曾看过有关梦游的报道，你一定也对梦游充满好奇吧？梦游发病率不高，对普通人来说这是一种很神秘的病症，但睡眠门诊经常接诊此类患者，只有患者本人才能体会到梦游的痛苦。

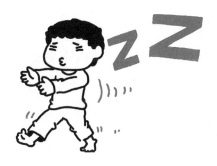

### 梦游是什么

梦游在医学上是指睡行症，以患者在睡眠中行走为主要特征，一般多见于儿童，部分患者可有家族史。通常睡行症发生在入睡后的3小时内，患者可能从床上坐起，做一些刻板而无目的的动作（如盖毛毯、移动身体），持续数分钟后躺下继续睡觉，也可以下床后绕着房子走动，做出一些日常习惯性动作，如上厕所、穿衣服、吃东西甚至出门游荡。患者有时能避开障碍物，有时会被台阶绊倒。睡行症发作时，患者不易被唤醒，事后完全遗忘梦游一事，并经常对自己第二天醒来身

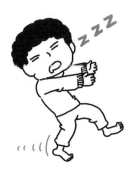

处异地诧异不已。

## 🧴 为什么会梦游

很多因素都会导致或加剧睡行症，如家族遗传、药物、发热、过度疲劳、情绪心理因素（焦虑、恐惧）、饮用兴奋性饮料以及患有可能干扰睡眠的相关性疾病（如睡眠呼吸暂停综合征、癫痫）。

## 🧴 如何治疗梦游

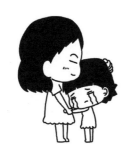

儿童较成人更多见睡行症，随神经系统发育成熟，多数睡行症会在青春期后自然消失，无须过度治疗。现在对于睡行症，治疗以帮助患者避免伤害为主。在睡前营造一个轻松舒适的环境，能减少睡行症发作。家中如已有睡行症患者，应做好防范措施，移走房内危险性物品，锁好门窗。当睡行症发作时，不要试图叫醒患者，而要引导其卧床睡觉；待患者醒后，不要嘲笑患者，以免加重其心理负担。如梦游发作频繁，应该就医，以评估是否需要药物干预、是否需要配合心理行为治疗（如催眠疗法、放松练习）。

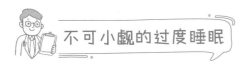

不可小觑的过度睡眠

你见过那种白天不停打盹，不分场合就睡着的人吗？你会羡慕他们的轻松入眠吗？其实，他们可能非常痛苦，因为他们有可能正遭受疾病的折磨。下面我要给大家介绍几种并不常见的疾病，它们有共同的表现——过度睡眠。

## 发作性睡病

你可能从某些影视作品中看到过一种疾病——发作性睡病。发作性睡病亦称过度睡眠或异常动眼睡眠，是指白天出现的、不能克制的发作性短暂性睡眠，表现为突然出现、无法预计的过度睡意和不可抗拒的睡眠发作，常伴有猝倒发作、睡眠麻痹和入睡前幻觉。患者虽然晚上睡得着，白天却依然犯困。

患者的睡意常出现于不适宜的场合，尤其常见于刺激较少的环境，如阅读、看电视、骑自行车、听课或考试时，严重者甚至可以出现于相互间的商务谈判、进餐、行走和主动交谈时。患者多会努力集中精力、保持清醒，但常常不能对抗睡意，最终睡眠发作。通常只要10～30分钟的小睡，有时甚至是短至数秒的微睡就可使患者振作精神，但其后不久，困意又会再次袭来，一天反复多次，严重影响患者工作和生活。

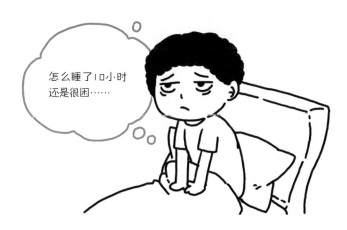

怎么睡了10小时还是很困……

### 复发性嗜睡症

此病又被称为发作性嗜睡强食综合征，是一种发作时主要表现为过度睡眠的综合征。本病以男性多见，常在青春期发作。在睡眠发作期，患者一昼夜的睡眠时间至少持续18小时，清醒时间仅用于进食和排泄，伴有食欲亢进、言语模糊、多汗等症状，偶有幻觉。

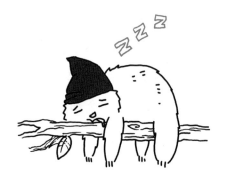

### 特发性过度睡眠

特发性过度睡眠是指持续性或反复发作性日间过度睡眠。本病的病因及病理不明，通常认为应激反应和压力过大可诱发本病。

### 创伤后过度睡眠

本病又称为继发性过度睡眠，表现为中枢神经系统受到创伤后一年内出现日间睡眠过多，还可见其他脑部症状，如头痛、头晕、记忆力下降及注意力不能集中。创伤后过度睡眠患者在创伤前后的睡眠变化十分明显：与受伤前的睡眠相比，创伤后患者主要睡眠时段（通常为夜间）的睡眠持续时间明显延长；也有些患者表现出创伤后睡眠类型的改变或清醒方式的变化。

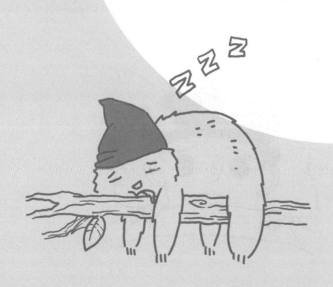

# 失眠元凶
## 在哪里

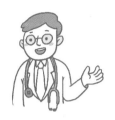

# 为什么我会失眠

 导致失眠都有哪些原因

### 压力

生活压力、工作压力、人际关系的压力都可以引起失眠。

### 精神疾病和心理疾病

抑郁症、焦虑症、神经衰弱、恐惧症等精神疾病和心理疾病常与失眠的发生密切相关。

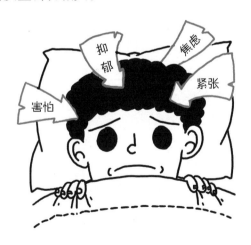

### 躯体疾病

甲亢、糖尿病、关节炎、慢性咳嗽等疾病可能改变人体代谢，或产生影响入眠的症状，导致失眠。

### 生活习惯

吸烟、饮酒、喝茶及其他咖啡因饮品，或是过量进食某些刺激性的食物，都可能造成失眠。

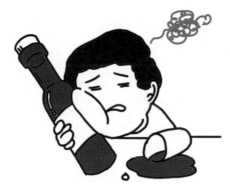

### 环境、气候因素

有些人容易在冬季或者春季失眠。

### 不好的睡眠习惯

睡眠卫生不佳、晚睡、白天卧床时间太长等不良睡眠习惯也可以引起失眠。

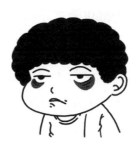

### 最佳睡姿是什么

每个人的习惯不一样，因而最佳睡姿也没有唯一的标准。在正常的情况下，人的睡姿会不停地改变，这可能与人体的自身调节功能有关。正常人不必过分在意自身的睡姿，哪种姿势可以让你快速入睡就用哪种睡姿，睡着后身体会自动调整至最舒适的姿势。

有些疾病会影响睡眠，这些疾病的患者应当通过调整睡姿来降低疾病对睡眠的影响：打鼾严重者，侧卧最佳，因为侧卧时气道会自然打开，能够减少打呼噜造成窒息的概率；颈背部有疾病者，也建议侧卧，因为侧卧姿势可一定程度地伸展脊柱、缓解背痛；胃食管反流患者，建议向左侧卧，向左侧卧并垫高上半身可以让食管高于胃部，胃酸不容易反流。

## 心理因素

临床上有相当多的失眠与"担心失眠"有关。失眠开始时可能是由某些压力造成的，比如考试，要做个小手术，等等，大部分人等这件事一结束，失眠也随之好转，可还有一部分人却不能好转，因为他们已经在前一阶段的失眠中养成了一个习惯——担心失眠。这些人一想到睡眠就紧张，一到晚上就恐惧，一上床就心慌。这种紧张使失眠再次发生。每天周而复始，无限循环。他们会出现昼夜颠倒效应，也就是出差或者是换环境当天反而能睡好。在这些因担心失眠而无法入睡的人当中，有些人逐渐患上条件性失眠，也就是在自己卧室以外的地方可能很困，会打盹儿，或者睡得很好，而在自己的卧室里无法入睡。

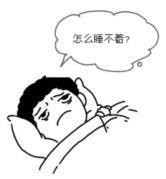

对于条件性失眠的患者，有个非常成熟的治疗方法——布钦疗法。这一疗法由理查德·布钦博士发明，已经被实践运用了25年，在这里介绍给你，希望能对你有所帮助。

下面是布钦疗法的具体内容。

（1）只有在你感到非常困的时候，才上床睡觉。

（2）床只能用来睡觉，不能在床上看书、看电影或者吃吃喝喝。

（3）如果你不能入睡，请起床到另一个房间去，等到非常想睡觉的时候再返回床上，如果还是无法入睡，请再次起床。这样做的目的是将床和困意、入睡联系起来。

（4）重复（3），如果需要，整晚重复。

（5）调好闹钟，每天早上准时起床，无论晚上睡得怎样、睡了多久。这样可以帮助身体形成一个良好的有规律的睡眠—清醒节律。

（6）白天不要小睡。

这种方法是一种刺激控制疗法，用来抵消失眠形成的条件。采用此疗法后，患者通常会在第一天夜里起来五到十次，没办法睡得很好，并在随后的几天晚上被剥夺更多的睡眠时间，但这时入睡就会变得比较容易。经过一段时间的反复练习，患者就能正常入睡了。

## 睡眠障碍类疾病

有些类型的睡眠障碍，如睡眠呼吸暂停综合征、节律性运动障碍、夜间发作的肌张力障碍、快速眼动睡眠行为障碍、睡眠惊跳，可以引起夜间睡眠质量下降。你可能觉得这些名字都很陌生，但没关系，只要记得发现睡眠时有异常行为就要去看睡眠专科的医生就好。

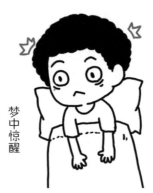

梦中惊醒

在这些睡眠障碍中，较常见的是快速眼动睡眠行为障碍。快速眼动睡眠行为障碍发生在快速眼动期睡眠阶段，其症状包括"半夜大声喊叫""对睡在一旁的家人施予暴力行为""无端捶打自身"等。患者之所以会出现这些异常的行为，大部分是做了噩梦，患者本身不知且不能自控。此疾病多发生于高龄男性，患者约占60岁以上人口的0.5%。长期的异常行为不仅会降低自身的睡眠质量，也容易打扰家人的睡眠，接受治疗可能获得症状的改善。如你发现家中老年人有此睡眠行为障碍，应及时带其就医。

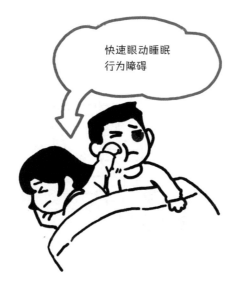

快速眼动睡眠
行为障碍

## 🔋 原发性失眠

这是一种起源于儿童期的失眠，有研究者认为这种失眠的发生与人体某些化学元素失调或神经系统的解剖学障碍有关。

## 🔋 条件性失眠

如果你在自己卧室以外的地方睡得好，而在卧室里睡不好，那么你可能患上了条件性失眠。

## 🔋 药物

如果你因为治疗某些疾病而正在服用某些药物，而服用药物后出现了失眠，这时你一定要询问医师或药师是不是这类药物引起了失眠。如果是，可以请求医生换药或采取措施治疗失眠。

虽然以上已经尽可能列出引起失眠的原因，但还有些失眠患者会发现导致他们失眠的原因并不在此列，这是由于失眠是一种复杂的症状，很难穷尽与它相关联的因素。如果你失眠了，最好与医生更加深入、具体地探讨失眠的原因，这样才能对症治疗，从而摆脱失眠的困扰。

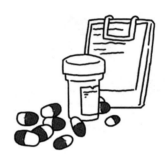

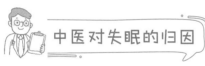
中医对失眠的归因

## 阴阳失调导致失眠

中医认为，人体必须保持阴阳的相对平衡、相互协调才能维持人体正常的生理活动，从而使精力充沛、身体健康。因此，从最根本上讲是因为人体的阴阳失调，阳气偏胜，耗伤阴津，阴阳平衡被打破，人才会在夜晚睡不着觉，人体的精神活动以及心理、生理健康也都会受到影响。

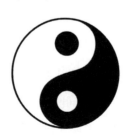

## 脾胃功能失调导致失眠

脾胃功能失调是导致失眠的重要原因之一，反过来也可以说：很大一部分失眠的患者都存在着食欲不振的症状。食欲降低以后身体消瘦、代谢不利，人就变得更易失眠，加之营养不充足，便会造成身体抵抗力下降，外邪易侵犯机体，疾病也由此而生。

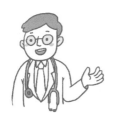

# "特殊人群" 易失眠

## "大姨妈"也是罪魁祸首

周小姐今年32岁，是一名干练的职场女性，做事果断且有魄力，经常被上司委以重任，工作压力很大。最近一年，她总是在月经前三到五天出现失眠，而且心情也往往变得很不好，非常暴躁，常与同事发生摩擦。周小姐意识到她需要看看医生了。她预约了失眠门诊的医生，我们来看看他们的对话。

你好，能和我说说你的情况吗？

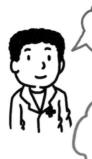

这一年来，我每到经期前几天就出现入睡困难，有时到凌晨三四点钟才能睡着，第二天昏昏沉沉的。有时月经来了，我立即就可以睡好了，有时要经期结束才能睡好。医生，我是不是内分泌失调了？

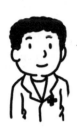

除了月经前那几天，你平时睡眠都很好吗？还有其他不舒服吗？每年做体检吗？

单位每年都安排体检，没有其他问题。我平时性格比较急躁，到了月经前更难控制情绪，爱发火，经前还常有口干、口苦、胸口闷、乳房痛、长痘痘的情况，有时还有头痛。

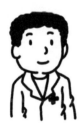

按照中医的理论，你这种情况属于肝火旺；按照西医的诊断，你这是经前期综合征。

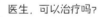

医生，可以治疗吗？

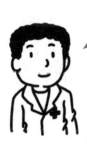

可以的。现在我就和你讲一下月经与睡眠的关系。

### 经期失眠的原因

很多女性都经历过经前期失眠或经期失眠，这与月经周期中女性体内的激素水平变化有关。排卵之后，女性体内孕激素的水平逐渐增高，会使女性感到昏昏欲睡。而在月经前几天，孕激素水平达到顶峰后又开始下降，睡眠会因此开始变差。此外，排卵后到来月经前这些天，女性的体温也会较平时高0.5℃左右，因此睡觉时也许会感到燥热和不舒服。此外，乳房胀痛、腹痛、腹胀、头痛、情绪焦虑烦躁等经前期综合征的任何一项症状都会干扰女性的睡眠。

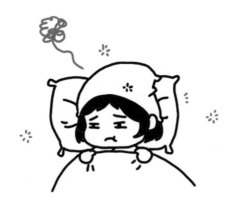

### 经期失眠的应对策略

如果你只是定期在月经前出现睡眠质量差、白天困倦的现象，那么早上起床后，可以先接受清晨阳光的沐浴，好好吃早饭，为一天的活动做准备。如果条件允许，可以以步代车，在明朗的朝阳中步行上班，这样就比较容易调整生物钟。晚上舒舒服服地泡个热水澡，让身体放松下来，睡前还可以做做舒缓的简易体操，帮助你进入深度睡眠。

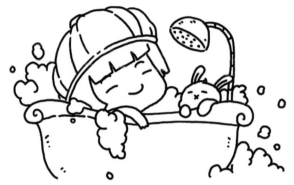

月经来潮前，如果你感觉情绪焦虑、身体不适，则建议尽可能地将工作分配到不同的时间，这样不仅能减少压力，还能防止出错。

如果经前除了睡眠障碍外，头痛剧烈、焦虑不安、精神抑郁的症状也有加重，则可能是患上了经前期综合征。这时，最好去看睡眠专科医生或去精神科和心理科接受治疗，医生会视情况让你服用药物来缓解症状。

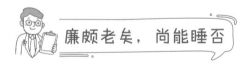

## 廉颇老矣，尚能睡否

张大爷已经75岁了，最近半年他的睡眠质量越来越差，经常是晚上9点躺在床上，到了夜间12点还是睡不着，偶尔睡着也会很快醒来，再入睡又变得很困难。和邻居们聊起此事，邻居们都说："哎呀，这人上了年纪就是这样的，睡眠会越来越差的。"到底是年纪的原因，还是身体出了问题？张大爷心里并没有确定的答案，他打算去看看医生。这不，张大爷来到了医院，找到了失眠门诊的金医生。

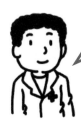

跟我说说您的睡眠状况吧。

最近半年我经常很难睡着，为了睡好觉，我一般早早就上床了，但躺了很久也睡不着，好不容易睡着了，不到两个小时就又醒了，再想入睡又变得很困难。这是不是年纪大了的缘故啊？

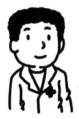

您有什么慢性病吗？比如糖尿病、慢性肝炎。您现在有没有服用什么药物呢？

我每年体检一次，身体还行，有高血压，已经快十年了，每天吃降压药，血压控制得还挺好，其他没什么问题。我平时挺注重健康的，经常会出去散步，也不会乱吃东西，睡眠这么差，我都没敢吃安眠药，听说吃安眠药会引起老年痴呆呢。

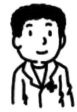

您平时心情好吗？有急躁、焦虑的事情吗？

我是个急性子，遇事爱着急。半年前，我的弟弟过世了，是癌症。我这半年不知为什么开始睡不好觉，觉得身体越来越不好，体力也下降得厉害，我也担心自己的身体会不会出了什么大问题，可体检也没有查出什么大病，但心里还是会有点担心。

　　金医生就老年人的睡眠问题给张大爷做了进一步的讲解。

## 为什么老年人的睡眠会随着年龄的增长而变差

睡眠研究者发现随着年龄的增长，人的睡眠时间并不会明显减少，但睡眠会变浅、睡眠质量会下降，睡眠时间也会减少，更容易被吵醒，或不被打扰也不断醒来。于是老人更容易在白天打盹，这样也会使他们的夜间睡眠更差。褪黑素有维持睡眠节律的功能，老年人血液循环中的褪黑素减少、高峰出现延迟，这也会影响他们的睡眠。老年人的睡眠变差还与老年人心理问题有关，随着衰老引发的疾病增多，老年人更容易出现焦虑、恐惧等情绪，导致难以入眠。一些慢性疾病如关节炎、帕金森病、糖尿病，心脏病等都会影响睡眠，其他一些治疗慢性疾病的药物也能对睡眠产生不利影响。

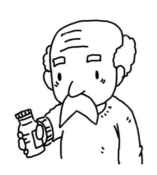

## 老年人睡不着觉怎么办

（1）保持平常心。出现失眠不必过分担心，越是紧张，越是强行入睡，结果越是适得其反。

（2）寻求并消除失眠的原因。造成失眠的因素颇多，前文已经多次提及，对于疾病引起的失眠，要及时就医，不能认为"失眠只是小事"而延误治疗。

（3）身心松弛，有益睡眠。睡前到户外散步一会儿，放松一下精神，上床前洗个热水澡或用热水泡脚，都能诱导人体进入睡眠状态，从而改善睡眠质量。

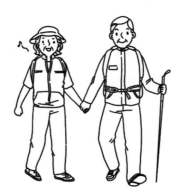

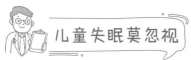
儿童失眠莫忽视

我们常用"婴儿般的睡眠"来形容高质量的睡眠，在我们的印象中儿童的睡眠是很好的。但在失眠门诊也经常见到这样一些儿童：他们入睡慢，有些还会早早醒来。这到底是怎么了？

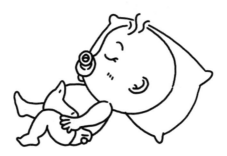

鹏鹏是个小学一年级的学生，曾经因为失眠，去儿童医院就诊。医生不确定他是不是真的失眠，就给他做了24小时脑电图的监测，发现他还真是失眠了。医生给他做了相关的检查，也找不到原因，就建议他去看中医。鹏鹏的妈妈就带着鹏鹏到了中医院的失眠门诊，医生仔细询问了鹏鹏的情况。在医生的一再追问下，鹏鹏才说出了实情。

鹏鹏的睡眠一直都很好，直到2周前的一次春游，鹏鹏和同学进了一个叫冒险宫的地方，里面黑漆漆的，还有很多恐怖的场景，把鹏鹏吓坏了。那天晚上睡觉前，鹏鹏突然想起了白天的经历，害怕起来，就怎么也睡不着了。鹏鹏害怕告诉妈妈原因后，妈妈会骂他，所以一直都说自己不知道为什么会失眠。于是医生安慰鹏鹏说："不要着急，不要害怕，以后不要去那些恐怖的地方了。"

## 🧴 儿童为什么会失眠

（1）压力是最首要的因素。儿童忧心的事情比家长能想象到的要多得多。被斥责、被否定，或是被别的儿童欺负，这些事情都可能导致儿童失眠。

（2）饮食对睡眠也有影响，过饥或过饱都会降低睡眠质量。一些儿童平时吃了太多生冷的食物，导致脾胃功能差、易积食，或在睡前喝了过多含咖啡因的饮料，都会导致失眠。

（3）某些疾病如哮喘、鼻炎、生长痛、湿疹、孤独症和情感障碍都可影响睡眠。

（4）光线、噪声、温度等环境因素都会显著影响儿童的睡眠。

（5）在排除其他原因导致的失眠后，可考虑有些儿童患原发性失眠。这是一种起源于儿童期的失眠，病因通常与遗传有关。

## 🧴 儿童失眠的治疗

一旦发现孩子睡不好，父母要积极带孩子就医寻找原因，并进行针对性的治疗。例如：孩子有睡眠呼吸暂停的表现，夜晚睡觉打鼾明显、频繁呼吸暂停，可能是扁桃体和腺样体的问题，需要进一步诊断治疗；有哮喘的孩子夜里失眠，可能是哮喘没有得到良好的控制，需要调整哮喘的治疗方案；如果孩子有焦虑、抑郁等心理不适感，只用安眠药是不能很好地改善其失眠问题的，首要任务是消除这些负面情绪。

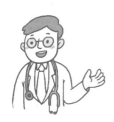

# 说说与失眠有关的躯体疾病

在失眠时，人们最容易考虑到的都是精神、心理方面的原因，这些也的确是失眠最常见的原因，但是除此以外引起失眠的原因还有很多种。在这里要科普一下哪些躯体疾病也可以引起失眠。

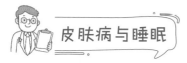

许多皮肤病患者的睡眠质量一般比较差，因为夜间皮肤瘙痒、疼痛都让人辗转反侧，难以入眠。睡眠的好坏也会反过来影响我们的皮肤：良好的睡眠状态，可以使人体出现一系列生理、生化变化，使得皮肤状态好转；而疲劳、睡眠质量差则易导致抵抗力下降，加重皮肤病症状。

想要预防皮肤病、改善失眠，需要做到这几点：首先，生活中要注意饮食均衡、作息规律，保证充足的睡眠，避免

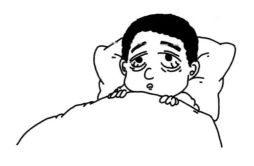

长时间熬夜、过度劳累等；其次，要经常到户外活动，呼吸新鲜空气，增强体质，注意心理调节，及时消除不良情绪；最后，勤打扫环境卫生，勤晒衣服、被褥。如已患上皮肤病，则要积极就医，治疗皮肤问题。

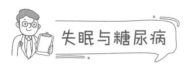

## 失眠与糖尿病

和身体健康的人相比，糖尿病患者更易失眠，糖尿病患者失眠的比例是健康人群失眠比例的2倍左右，这是因为大多数糖尿病患者起床和就寝不规律，进食也不规律，这些都容易引起失眠。糖尿病患者常见口渴、夜间尿频，大量出汗、肠胃不适，腿部颤动、指节末梢麻木等症状，这些症状都会让人很难入睡，在睡眠期间也很容易醒来。此外，为了调节血糖而注射胰岛素的患者，容易对血糖的不稳定现象感到不安，因此心理因素也会导致失眠。

失眠与糖尿病还有另一层联系：感觉到精神压力时，身体会大量分泌肾上腺皮质激素和生长激素等"抗压激素"，以及能让神经处于兴奋状态的去甲肾上腺素，这些物质都会让体内血糖上升，同时精神压力也会影响睡眠，增加患糖尿病的风险，或是导致糖尿病恶化。

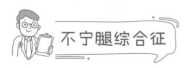

## 不宁腿综合征

不宁腿综合征又称不安腿综合征，它也常常导致失眠。其表现为夜间睡眠时出现的双下肢难以名状的不适感，不适感可被描述为虫爬、蠕动、拉扯、刺痛、震颤、发痒、沉重、抽筋、发胀或麻木等，患者需不停移动下肢，或下床走动，或捶打下肢，致使睡眠被剥夺。

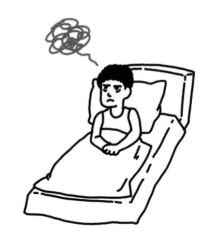

本病可见于任何年龄，多见于中年人，老年人也可能发生。由于本病在临床中易被误诊，患者往往长久得不到正确诊治，苦不堪言。

不宁腿综合征的易感因素有缺铁性贫血、叶酸与维生素$B_{12}$缺乏、周围神经病、风湿性关节炎、糖尿病、慢性肾衰竭、干燥综合征、肿瘤、服用咖啡因、停用某些药物等。本病可有家族史。本病严重干扰睡眠，导致患者入睡困难、睡眠中醒转次数增多及难以再次入睡，白天出现过度睡意、记忆力下降、精力不能集中等。不宁腿综合征患者可出现明显的焦虑和抑郁情绪。

本病中药及针灸治疗效果较好，现代医学主要进行抗焦虑治疗。

与失眠相关的躯体疾病有很多，如过敏引发的哮喘或咳嗽、更年期综合征、胃肠功能紊乱、肾病、脑瘤、蛔虫、关节痛、有毒金属中毒等，我们无法在这里一一列举。

总之，如果你出现失眠，要先就医排除躯体疾病引起的失眠，以免贻误病情。

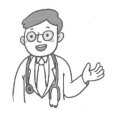

# 失眠也要"打假"

随着社会的快速发展，精神压力剧增，失眠似乎越来越普遍，人们对睡眠的关注度在不断提升，对失眠的焦虑也在不知不觉中增加。

临床上经常会有一些患者，他们坚称自己数月或者数年来没有睡过一丁点儿觉，认为自己的睡眠简直糟透了，于是变得非常颓废、沮丧、焦虑。国际上的睡眠研究专家们曾经对这一类患者做过系统的研究，他们通过多导睡眠仪对患者进行连续监测，并在患者晨起后让他们对昨晚的睡眠进行评估，结果发现这些患者实际的睡眠情况和患者自己评估的有很大差异。

失眠门诊里也经常会有这样一些患者，他们坚称自己彻夜未眠，压根儿没睡着，并对自己的严重失眠充满了恐惧，但他们的家人则会偷偷地对医生说患者其实睡着了，只是顽固地认为自己没有睡着并坚称知道夜晚发生的一切。这些患者对自己睡眠的担忧已经超出了一般的程度。小王就是这样的一个患者。

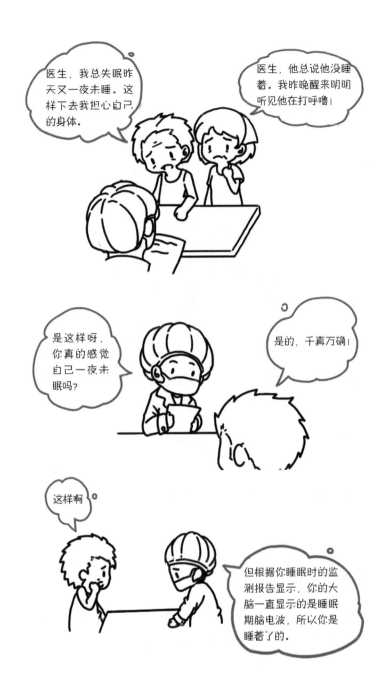

　　结果医生却向小王解释说，他的这种情况是主观性失眠，又
称假性失眠。医生对这种失眠做了进一步解释。

## 什么是主观性失眠

主观性失眠又称假性失眠、睡眠疑病症、睡眠状态错觉综合征。主观性失眠患者的数量在失眠患者中约占5%，是患者对睡眠状态感知不良导致的问题，即虽然患者主诉失眠，却并无睡眠紊乱的客观依据。一般此类患者均无明确的心理疾病和躯体疾病。

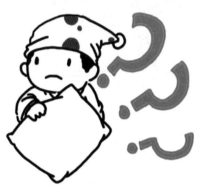

本病可见于任何年龄段，患者往往夸大其入睡困难的程度，低估其睡眠维持的时间。虽然多导睡眠监测结果显示患者熟睡过，但他们却真的感觉自己是醒着的；尽管检测结果显示他们的睡眠质量挺好，但他们仍会在第二天出现失眠后的反应，比如疲劳、困倦。为何会出现这些问题对睡眠研究专家来说仍是未解之谜。

## 如何治疗主观性失眠

既然此类疾病是一种错觉，那还要治疗吗？答案是肯定的：要治疗。因为若未经有效治疗，部分患者会进一步出现焦虑、抑郁的症状。

对本病主要是运用心理学的认知行为疗法进行治疗。在对患者进行连续多导睡眠监测并获得睡眠正常的结果后，医生向患者详尽地解释情况。患者若能接受结果，相信医生的解释，放下心理上对失眠的担心，自己认为的"失眠"往往会有所改善。还有部分患者通过冥想、放松训练治愈了他们的"失眠"。当患者感觉睡得很好后，他们白天的疲惫、困倦等症状也会一扫而光，哪怕多导睡眠监测显示他们在治疗前后睡眠情况没有差异。对这一现象的具体原因，睡眠研究专家之间也出现了严重的意见分歧，也许在不久的将来我们会对这类疾病有一个更清晰的认识。

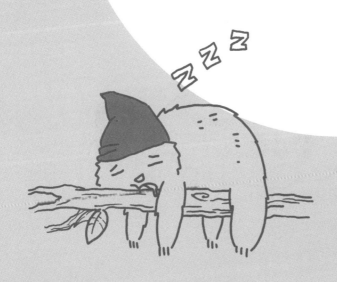

# 失眠的

# 伙伴们

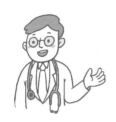

# 兴奋到睡不着，原是神经衰弱

很多人听说过这个词——神经衰弱。印象中神经衰弱好像就是失眠，在影视作品中这一名词还总和一个弱不禁风、戴着眼镜的中年知识分子形象联系在一起。

小李今年28岁，为人阳光快乐，就是近一年工作压力大、常常熬夜，半年前他开始出现失眠、工作常走神、效率下降等情况，小李去失眠门诊看医生，医生却说小李患上了神经衰弱。

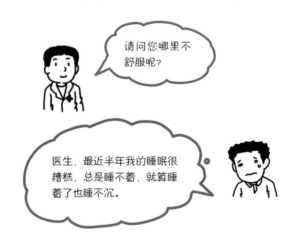

请问您哪里不舒服呢？

医生，最近半年我的睡眠很糟糕，总是睡不着，就算睡着了也睡不沉。

你觉得你为什么
会睡不着呢?

我也不知道呀。我好像没有什么
事可担心呀,但是我感到睡觉前
脑子很兴奋,怎么也睡不着,好
不容易睡着了,梦也很多,睡不
踏实,早晨起来好累呀。

你做过身体检查吗?

我做了全面的身体检
查,包括脑CT、甲状腺
功能等,没查出任何问
题。

我认为你可能患上
了神经衰弱。

神经衰弱?可我觉得自己的
神经很兴奋,并不衰弱呀。

现在我们一起来认识一下神经衰弱吧。

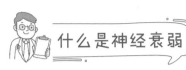 **什么是神经衰弱**

　　神经衰弱是一种脑和躯体功能衰弱为主的病症。本病患者的精神易兴奋又易疲劳，经常出现紧张、心烦、易激惹的情绪。因为精神容易兴奋，所以患者会出现入睡困难、夜眠浅、容易惊醒、多梦的情况。因为睡眠质量差，患者即使睡着了，早晨起来也会觉得累。

 **除了失眠，神经衰弱还有哪些症状**

### 头痛

　　神经衰弱的患者，经常有头痛的症状。这种头痛，就像被念了"紧箍咒"或是头顶被什么东西压住了一样，有一种头被束缚的感觉，有时候身体其他部位也有肌肉紧张的感觉。

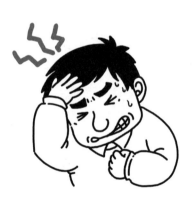

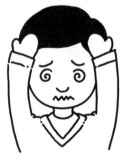

### 头晕

　　有些患者会伴发头晕。这种晕不是天旋地转的感觉，而是一种昏昏沉沉的、不

清醒的感觉。

## 💊 无法集中精力

神经衰弱的患者，大脑容易兴奋，所以联想得特别多，他们总是浮想联翩、思维内容杂乱无章，不能集中精力工作和学习，记忆力也会下降。

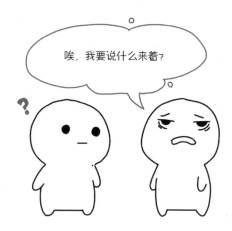

## 💊 疲劳

神经衰弱患者的疲劳有情境性，也就是干其他事都觉得很累，比如工作、学习，但做自己喜欢的事却不会感觉到累，比如打游戏、看电影。这听起来感觉像在偷懒，但确实是真的。

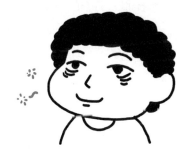

## 💊 易激惹

神经衰弱患者还经常有情绪方面的问题，遇事容易急躁恼怒，事后又后悔。这种情绪不同于持续的情绪抑郁，患者在真正放松时情绪还是愉悦的，只是情绪敏感，遇事容易紧张、烦躁。

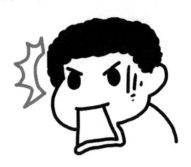

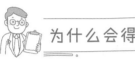 为什么会得神经衰弱

有几种情况都容易引起神经衰弱。

## 过度用脑

用脑时间太长，长期精神紧张，就容易引起神经衰弱，所以现在有些中学生会患上神经衰弱。

## 长期心理冲突

有一些人总是牵肠挂肚、提心吊胆、不能放松，长此以往，当然容易神经衰弱。经历过精神创伤的人也较容易患上神经衰弱。

## 熬夜

晚睡会导致入睡困难、睡得浅，长期缺乏睡眠，人就会逐渐出现神经衰弱的症状。

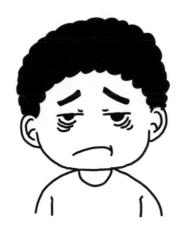

##  性格差异

具有某些性格特点的人较容易患上神经衰弱症，比如孤僻、胆怯、敏感、多疑、急躁等。

得了神经衰弱怎么办

神经衰弱是可以治疗的。治疗方法主要有药物疗法和心理疗法，还有一些其他的疗法，如针灸疗法、物理治疗、体育锻炼等。

尽量避免一失眠就服安眠药，也不要借鉴其他人的方法，因为每个人失眠的原因不同，体质也有差异，治疗时要根据每个人的不同情况选择对应的治疗策略。建议在感觉自己有神经衰弱的症状时寻求医生的帮助，医生采用的治疗方法、给出的建议一定是有针对性的。

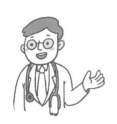

# 焦虑症竟是"流行病"

现如今社会，焦虑症似乎成了一种显示个性的标签，变成了"流行病"。

焦虑症给人们生活带来的影响是方方面面的，一个重要的表现就是失眠，这是让人痛苦不堪的事情。这不，小王就因为这个问题来到了医院，向医生求助。

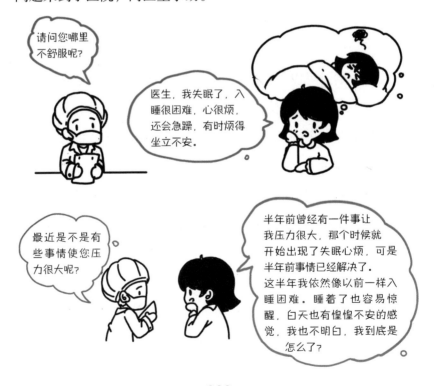

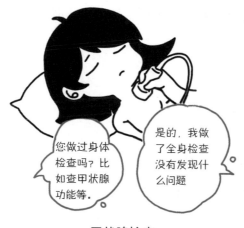

**甲状腺检查**

听到小王说了这么多，医生大概明白小王的情况了，于是拿出了一张表格给她填写。

汉密尔顿焦虑量表（HAMA）是一种医生常用焦虑量表它能很好地衡量焦虑程度

经过一番测评，医生判断小王是因为焦虑引起的失眠。

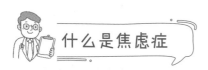

## 什么是焦虑症

焦虑症是一种以出现焦虑情绪为主要征兆的病症，表现为广泛的持续性焦虑或反复发作的惊恐不安，常伴有自主神经紊乱、肌肉紧张等症状。临床分为广泛性焦虑障碍（慢性焦虑）和惊恐障碍（急性焦虑）。

## 焦虑症与哪些因素有关

焦虑症的发生与遗传因素和心理因素密切相关。心理动力学理论认为焦虑源于内在的心理冲突，是童年或少年期被压抑在潜意识中的冲突在成年后被激活，从而形成的。

## 焦虑症有哪些临床表现

### 慢性焦虑

慢性焦虑起病缓慢，主要有精神症状和躯体症状表现。

精神症状是指精神上的过度担心。有的患者不知道自己在担心什么，只是有一种提心吊胆、惶恐不安的感觉。有的患者则知道自己担心的事情，但其烦恼的程度与实际情况很不相符。

躯体症状多表现为坐立不安、肢体震颤、胸部发闷、气短、胸部与颈部及肩背部肌肉紧张酸痛，可伴有心动过速、口干、便秘或腹泻、出汗多、尿频、月经紊乱、阳痿、早泄等症状。

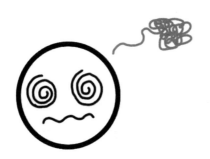

慢性焦虑常引起睡眠问题，多表现为入睡困难和睡眠中易惊醒，有的患者能感受到自身肌肉的跳动、血管的波动甚至胃肠道的蠕动，导致睡眠质量下降。睡

眠缺乏使得患者在白天难以集中注意力，有时还伴有头痛。

此外，焦虑障碍患者可能同时出现易疲劳、抑郁、强迫行为、恐惧等症状，但这些症状通常不是疾病的主要表现。

###  急性焦虑障碍

急性焦虑障碍的特点是常在无特殊恐惧性的环境中感到一种突如其来的惊恐体验或失控感，同时出现胸闷、心动过速、心跳不规则、呼吸困难、头痛头晕、四肢麻木、出汗、全身发抖或全身无力等自主神经症状。

惊恐发作的时长为5~20分钟，很少超过1小时，患者在发作期间始终意识清晰，发作后仍心有余悸，担心再发，并感到虚弱无力，需数小时到数天才能恢复。有些患者由于担心发病时得不到帮助而产生回避行为，不敢单独出门，不敢到人多热闹的场所，最终发展为场所恐惧症。

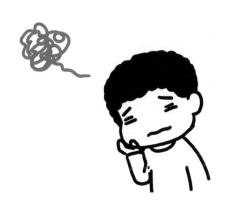

如何治疗焦虑障碍所导致的失眠

焦虑症的治疗方法包括心理疗法、药物疗法和物理疗法。心理疗法主要采用认知疗法和行为疗法；药物疗法中，西药有苯二氮䓬类药物和抗抑郁药，中药主要采用一些安神定志类药物；物理疗法中针灸是较为常见的一种，针灸疗法对焦虑患者也有很好的治疗作用。

现在生活、工作的压力越来越大，越来越多的人被焦虑困扰。如果你失眠了，可千万别不把失眠当回事，要考虑到失眠可能是焦虑导致的哦！如果你发现自己有前面说的症状，就一定要去医院寻求医生帮助了。

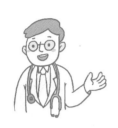

# 失眠和抑郁，谁导致了谁

在二十年前，抑郁还是一个比较生僻的名词，现在却离我们的生活越来越近了，不时听说××明星因患有抑郁症而结束了生命。临床上，经常有患者问"会不会因为失眠患上抑郁症"，也有人问"失眠是不是抑郁症引起的"。

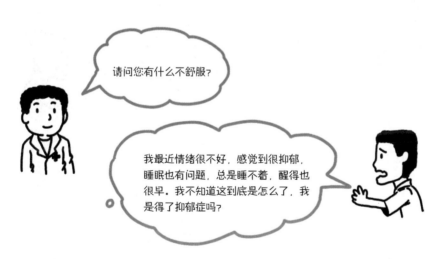

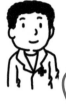

是先有什么事情使你抑郁了,然后出现了睡眠问题,还是先出现了睡眠不好,再渐渐出现抑郁的情况呢?

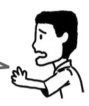

最近半年,我的工作压力特别大,晚上经常加班,所以不得不晚睡,渐渐出现了入睡困难,且由于工作压力大,我的情绪一直也不是特别好,每天都感觉很烦躁、很压抑,我也分不清我是先出现抑郁,还是先出现睡眠问题的了。

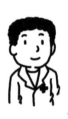

你这种情况是在持续工作、用脑过度的情况下出现了焦虑、抑郁,继而出现了睡眠的问题。对你来说,睡眠障碍是焦虑、抑郁的结果,但长期睡眠不足反过来也加重了焦虑、抑郁的情绪,形成了恶性循环。

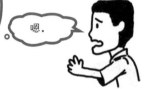

嗯。

可是医生,我到底应该怎么办呢,我是应该先治疗失眠,还是先治疗抑郁呢?

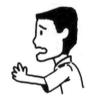

既然这两个症状相互关联,互为因果,治疗时就要同时进行,药物要兼顾情绪和睡眠,情绪改善了,睡眠也会改善,睡好了,情绪也容易愉悦起来,进入良性循环。

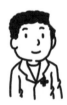

那么抑郁和失眠到底存在怎样的关系?让我们在本节来说一说。

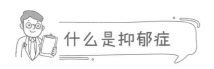

## 什么是抑郁症

典型抑郁症在临床上主要表现为情绪低落、思维迟缓、意志活动减退和躯体症状。

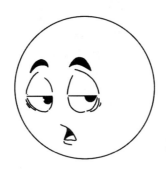

### 🧴 情绪低落

抑郁症的第一个表现是情绪低落。程度较轻的患者，只是感到闷闷不乐，无愉快感，凡事都缺乏兴趣，即使进行平时爱好的活动也觉得乏味。程度重的患者则可能感到悲观、绝望，觉得生不如死，患者常说活着没意思。典型的病例及抑郁心境具有晨重夜轻的节律特点，即情绪低落在早晨严重，而到傍晚时有所减轻。抑郁症患者在躯体不适时也可能产生疑病观念，怀疑自己身患绝症，或出现被害妄想，部分患者还可能出现幻觉。

### 🧴 思维迟缓

抑郁症的第二个表现是思维迟缓。患者常感觉思维速度下降、反应迟钝、思路闭塞，觉得脑子好像生了锈的机器一样运转不灵。临床可见患者主动言语减少、语速明显变慢、思考问题困难、工作学习能力下降。

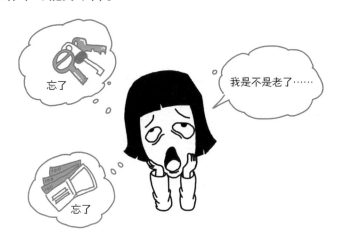

## 意志活动减退

抑郁症的第三个表现是意志活动减退。患者常常行为缓慢，生活慵懒，不愿和周围人接触、交往，不想上班，不愿外出，不参加平时喜欢参加的活动，不从事业余爱好。伴有焦虑的患者，可有坐立不安、搓手顿足或踱来踱去的症状。严重抑郁发作的患者常有消极观念和自杀倾向，认为结束自己的生命是一种解脱，活在世上是多余的。长期追踪发现约有15%的抑郁症患者最终死于自杀。

## 躯体症状

抑郁症的第四个表现为躯体症状。躯体症状主要有睡眠障碍、食欲减退、体重下降、性欲减退、便秘、身体部位疼痛、阳痿、闭经、易疲劳等。症状可涉及全身各脏器。少数患者可以出现食欲增强、体重增加。

## 抑郁症与失眠是什么关系

抑郁症的睡眠障碍主要表现为早醒，患者会比平时早醒2～3小时，醒后不能再入睡，这种表现对抑郁发作的诊断具有特征性意义。也有部分患者表现为入睡困难、睡眠不深，少数患者表现为睡眠过多。

## 为什么会得抑郁症

科学研究发现抑郁症的发病首先与遗传因素有关，遗传因素的影响远甚于环境因素。神经递质（如5-羟色胺、去甲肾上腺素、多巴胺）功能活动异常也与抑郁症的发病密切相关。心理社会因素对抑郁症的发病影响最为大家所理解，科学家发现人们在经历一些可能危及生命的生活事件后，6个月内的抑郁症发病的危险系数较平常增加6倍。一些不良的生活事件如丧偶、离婚、失业、患严重躯体疾病、家庭成员病故等均可导致抑郁症的发生。

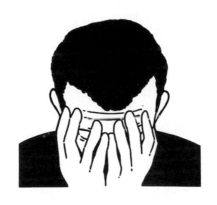

怎样治疗抑郁症

　　抑郁症的治疗方法包括药物疗法、电抽搐疗法和心理疗法。抗抑郁药是治疗抑郁症的主要药物，中药中的活血解郁药物也对轻中度抑郁有治疗作用。对严重抑郁症患者（如有自杀倾向和抑郁性木僵），以及抗抑郁药无效的患者可采用电抽搐或改良电抽搐疗法。对明显受不良生活事件影响的抑郁症患者，在药物治疗的同时常需配合心理治疗。

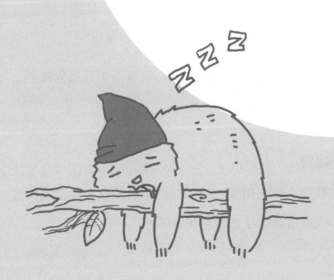

# 告别

## 失眠

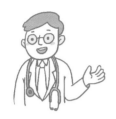

# 认识安眠药

安眠药的分类方法有很多，现简要介绍两种分类方法。

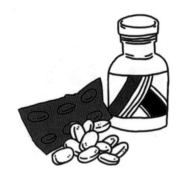

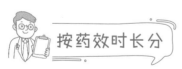

根据药物在体内的代谢速度，安眠药可分为短效类安眠药、中效类安眠药及长效类安眠药。

## 短效类安眠药

短效类安眠药主要适用于入睡困难的患者或偶发性、暂时性失眠的患者，代表药物有咪达唑仑和思诺思。

### 🔖 中效类安眠药

中效类安眠药主要适用于睡眠浅、夜间容易觉醒及多梦的患者，代表药物如艾司唑仑和阿普唑仑。

### 🔖 长效类安眠药

长效类安眠药主要适用于睡眠浅而容易早醒的患者，代表药物如安定和氟西泮。

安眠药物一般应在睡前服用，服药后就要准备休息了，避免再进行紧张的工作和学习。

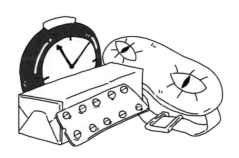

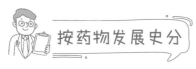

按照安眠药的发展历程，安眠药可以分为三代。

### 🔖 第一代安眠药

第一代安眠药的代表药物为巴比妥类药物。巴比妥类药物的疗效较差，患者容易产生耐受性和依赖性，药物之间相互影响比较大，中等剂量即可抑制呼吸。因为这类药物的副作用太多，目前已经很少用来治疗失眠。

### 第二代安眠药

第二代安眠药以苯二氮䓬类药物为代表，包括艾司唑仑、阿普唑仑、氯硝西泮、氟西泮等。这类药物是抗焦虑药，同时具有镇静催眠的作用，是目前临床上应用得最广泛的安眠药物。这类药物除了具有镇静催眠作用以外，还有松弛肌肉的作用，因此，使用该类药物时会有腿软、无力的副作用。老年人使用此类药物时，尤其要预防摔伤。同时，该类药物有一定的成瘾性，长期大量服用会导致药物依赖。

### 第三代安眠药

第三代安眠药指新一代非苯二氮䓬类安眠药，即"Z类药"，如酒石酸唑吡坦、佐匹克隆、右佐匹克隆、扎来普隆等。这类药物能显著缩短入睡时间，同时能减少夜间觉醒次数、增加总睡眠时间、改善睡眠质量，次晨无明显副作用，久服无成瘾性，停药后很少产生反跳性失眠，重复应用极少积聚，使用较为安全，因此上市后得到广泛认同，已成为治疗失眠的标准药物，有逐步取代苯二氮䓬类药物的趋势。

## 有改善睡眠作用的其他类药物

### 褪黑素类药物

代表药物有雷美替胺、特斯美尔通、阿戈美拉汀等。内源性褪黑素是人脑松果体分泌的神经递质，主要调节昼夜生物节律。本类药物能通过特异性褪黑素受体介导，发挥调节睡眠觉醒周期的独特作用，适合因时差改变影响睡眠的人群或作为不能耐受其他催眠药物或其他药物依赖患者的替代治疗。

## 抗抑郁药

抗抑郁药均具有抗抑郁、抗焦虑作用，大部分无特异的催眠作用，但可通过抑制抑郁和焦虑改善失眠症状。常见的具有镇静催眠作用的抗抑郁药有米氮平、曲唑酮、氟伏沙明、多塞平等。本类药物主要适合伴有抑郁的失眠患者，某些患者服用时可能加重失眠症状，建议白天服用。

## 精神类药物

代表药物有奥氮平、喹硫平、利培酮、氯氮平、氯丙嗪、奋乃静、氟哌啶醇等。大部分精神类药都有极强的镇静催眠作用，可以用来治疗顽固性失眠。但是，该类药物副作用大，常见的副作用有过度镇静、身体僵硬、吞咽困难、体重增加、血糖血脂升高、便秘、流口水、肌张力障碍、迟发性运动障碍等，因此不作为失眠的常规用药，患者须在专科医生指导下使用。

## 抗过敏药

很多抗过敏药都有镇静作用，代表药物有苯海拉明、马来酸氯苯那敏、异丙嗪、西替利嗪等。该类药物具有抗组胺作用和一定的中枢镇静作用，用于伴有过敏性疾病的失眠患者。但因为这类药物的疗效不稳定，因此不推荐用于常规失眠的治疗。

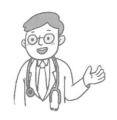

# 如何吃药最科学

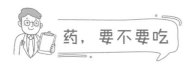
药，要不要吃

每当我们失眠的时候，心烦意乱就成了"常客"，不请自来，让我们不堪其扰。安眠药虽然能让我们短暂地放松下来，但传言中的副作用和依赖性却让人不胜惶恐。要不要吃安眠药，对很多失眠的人来说是一个让人头痛的选择。

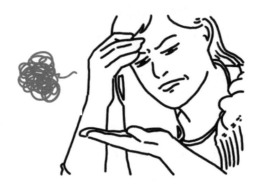

其实，吃药或不吃药，关键是看症状，要根据失眠到什么程度、对你的生活和工作造成了什么影响来决定。

如果是偶尔一次的失眠，或是由环境改变、时差、重大事件导致的失眠，则一般是不需要吃安眠药的。如果这种因素导致的失眠持续了好几天，影响了日常生活，你就可以短期服用非苯二氮䓬类的新型安眠药，先减少失眠对工作、生活的影响，同时找到失眠的原因，再对症治疗。

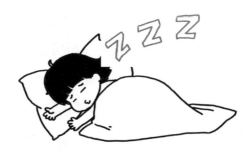

如果你经常入睡困难、睡后容易醒、醒后难以再入睡或醒后感觉疲惫，第二天工作效率低下，生活中易怒，就需要在医生指导下进行治疗了。

如果你在长期失眠治愈后偶尔发生失眠，最好尽早服用非苯二氮䓬类的新型安眠药，以免打乱睡眠节律。

不过，安眠药也是药，可不要自己乱吃，一定要在医生指导下选择对自己无副作用或副作用小的药物。在服用安眠药的同时，找到失眠的原因，尽量去除诱发失眠的因素，并辅以行为疗法，才能尽快停用安眠药物。

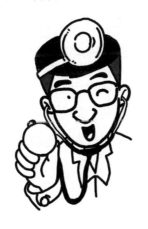

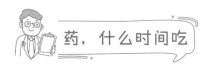

## 药，什么时间吃

安眠药什么时候吃呢？有人说："晚上睡觉时吃不就可以了，吃药时间还有讲究吗？"当然有，服用安眠药的时间和患者的需求密切相关，我们一般推荐按需服药。

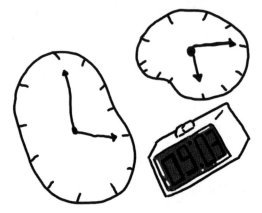

如果你入睡困难，上床后30分钟还不能入睡或者第二天有重要活动，最好在临睡前口服安眠药。一定要洗漱完毕、躺在床上后服用药物。服用药物后一旦有了困倦的感觉，就说明马上就要入睡了，此时千万不要再下床，否则容易摔倒、跌伤。

如果你睡着后夜间易醒，醒来时离正常起床时间还有5个小时以上，且无法再入睡，则建议晚上先把药备好，醒后再服药。

如果你是长期失眠，已经采用了行为疗法、心理疗法和其他治疗方法，那么最好先不吃药，如果上床30分钟后还不能入睡，再服用安眠药，这样可以减少对安眠药的依赖，避免成瘾。

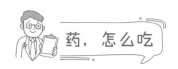

药，怎么吃

任何药物都有副作用，安眠药也不例外。因为安眠药中的成分通常有镇静的效果，如果患者不能正确服用，就可能会产生依赖，甚至导致躯体问题或心理疾病。因此，服用安眠药要注意以下几点。

（1）一定要在专科医生指导下服用安眠药。安眠药种类繁多，各有特色，千万不要相信口口相传的安眠药，适合别人的不一定适合自己，应由医生根据不同情况来选择合适的安眠药。

（2）服用安眠药最好从小剂量开始，如果不能获得预期的助眠效果，再逐渐加量。若长期服药，则不要突然停药，应逐渐停药。

（3）尽量只服用一种安眠药。如果一种安眠药不行，可在医生指导下换用另外的安眠药，最好不要同时服用多种安眠药，以避免或减少安眠药的副作用。

（4）最好只在短期内服用安眠药，连续用药不要超过4周。如果需要长期使用，可采用下列方法：①交替用药，每种药使用不超过2周；②间断用药，每周用药3～4次。

（5）服药后定期复查肝、肾功能，注意可能出现的副作用。

（6）酒后不宜服用安眠药。酒精也有抑制中枢神经的作用，酒后服用安眠药，可能造成中枢神经过度抑制，从而发生意外。

（7）服用安眠药物后如果觉得昏昏欲睡，全身没有力气，或者是身体协调比较困难，千万不要开车，也不要进行精细工作。

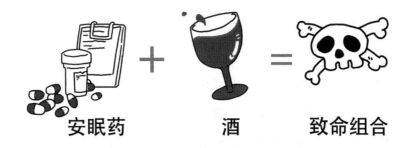

安眠药　　　　酒　　　　致命组合

（8）孕妇、哺乳期妇女、儿童、年老体弱者、肝肾功能不全者、有呼吸功能障碍者、急性闭角性青光眼患者及重症肌无力患者一般不宜服用安眠药。

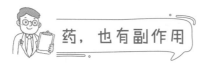

药，也有副作用

## 宿醉效应

有时会在服用安眠药后第二天出现宿醉效应，就像头天晚上喝了酒一样，服药者常感觉昏昏沉沉、容易打盹、精神恍惚，记忆力、注意力下降，从而影响工作。服用苯二氮䓬类药物如艾司唑仑、阿普唑仑容易发生宿醉效应。

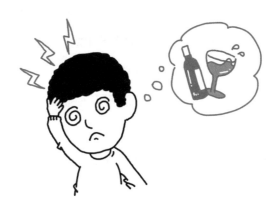

## 药物耐受和药物依赖

药物耐受和药物依赖是长期服用安眠药最让人担心的副作用，这种情况在服用苯二氮䓬类药物时最容易出现。由于产生耐受，患者服用药物一段时间后常常要加大剂量才能达到原来的安眠效果。药物依赖是指停用或减少安眠药剂量后，患者出现莫名的难受。通常在停药1～3天后，患者就会出现焦虑、失眠、易激惹、头痛、胃肠功能失调、厌食等不适，不少患者往往因此陷入了非吃药不可的境地，进而成瘾。

## 反跳性失眠

服用新型的非苯二氮䓬类药物会出现"反跳性失眠"的现象，也就是在停药后患者又出现失眠症状，甚至比之前的失眠症状更加严重，只有加人剂量才能达到缓解失眠症状的目的。

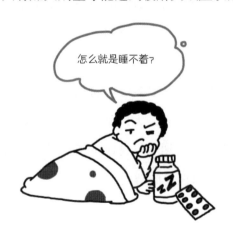

## 记忆力减退

安眠药是通过对神经产生抑制作用，来达到促进睡眠的目的，长期使用安眠药可能会影响记忆力，这种影响在老年人身上更加明显。一般这种记忆减退只是暂时性的，但也有人怀疑长期服用安眠药与阿尔茨海默病的发病有一定关系。

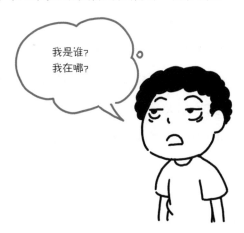

## 🧴 其他不良反应

此外，长期服用安眠药的人可能会出现口干、嗜睡、头昏、乏力等症状，大剂量服药可有共济失调、震颤等副作用。罕见的副作用有皮疹、白细胞减少、肝损害。停药后，有些患者还会出现谵语、癫痫样发作、震颤、多汗、食欲变差等症状。

可见，服用安眠药有很多潜在的危险，当我们选择用安眠药来治疗失眠时一定要慎重，无论是开始服药还是停药，都要在专科医生的指导下进行，切不可自作主张，服药期间一旦感到有任何不适，应及时寻求医生的帮助。

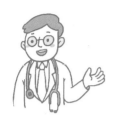

# 中医辨证治失眠

我们可以在很多经典古籍中看到，中医对失眠的病因和治疗方法均有探讨。失眠的病因很多，主要与情绪不稳定、不良饮食习惯、体质虚弱等原因有关。

中医是治疗失眠的有效方法。中药可调理脏腑气血阴阳平衡，并同时改善患者失眠后的躯体不适；针刺治疗见效快，患者往往在针刺当晚就能感受到睡眠有所改善，对恐惧安眠药的严重失眠患者而言，是个能减轻焦虑、迅速改善睡眠的好办法。

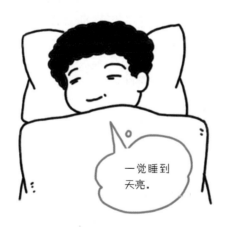

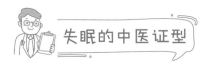

我们用失眠门诊的常见病例来帮大家了解一下失眠的常见中医证型。

## 💊 心火亢盛

张阿姨平时是个急脾气的人，遇到事情就想立即解决，如果解决不了，就着急上火，睡不着觉，有时还口舌生疮。张阿姨这种情况属于心火亢盛。

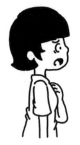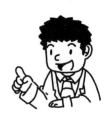

症状：心烦不寐，躁扰不宁，怔忡，口干舌燥，小便短赤，口舌生疮；舌尖红，苔薄黄，脉细数。

治法：清心泻火，宁心安神。

方药：朱砂安神丸。

## 💊 肝郁化火

美美是个漂亮的女孩，可她的脾气有点大，经常生气，每次与男朋友吵架都会失眠，失眠后的早晨总会口苦，有时还大便干结，每次月经前更容易生气，也更容易失眠。美美的失眠是肝郁化火引起的。

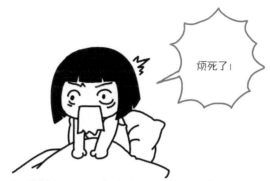

症状：急躁易怒，不寐多梦，时见彻夜不眠；伴有头晕头胀，目赤耳鸣，口干而苦，便秘溲赤；舌红苔黄，脉弦而数。

治法：清肝泻火，镇心安神。

方药：龙胆泻肝汤。

## 痰热内扰

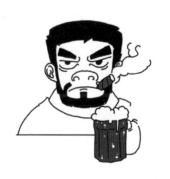

小王是某公司的业务员，工作业绩不错，陪客户喝酒是常事，平时也喜欢吃油炸食品。这两年，小王胖了不少，尤其是肚子变得很大，小王自己也感到身体出了状况，大家都认为喝了酒就好入睡，以前小王也确实如此，可近半年，小王一喝酒就会失眠，有时即便睡一会儿也会早早醒来。小王来看失眠门诊，医生一看，小王舌苔黄厚腻，口气很重，小王说最近经常胸闷恶心，身体沉重，很不舒服。小王这种情况就是痰热内扰引起的失眠。

症状：不寐，胸闷心烦，恶心，嗳气；头重目眩，口苦；舌红苔黄腻，脉滑数。

治法：清化痰热，和中安神。

方药：黄连温胆汤、柴胡温胆汤。

## 🧴 气滞血瘀

　　赵女士今年四十出头，她向来身体弱，容易疲劳，面色苍白，手脚冰冷，睡眠浅，一有声音就醒来。赵女士的工作和生活都很顺利，没什么压力，她的失眠症状时轻时重，两年前因为月经量多导致贫血，那以后睡眠更差了，经常彻夜不眠。赵女士这是典型的气血虚引起的失眠。

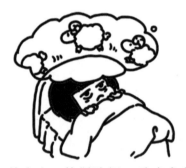

　　症状：不寐，善太息，惊悸胸闷；舌暗或有瘀斑，脉细涩。

　　治法：行气活血，化瘀安神。

　　方药：血府逐瘀汤。

## 🧴 胃气失和

　　小李是个刚参加工作的小帅哥，平素喜欢喝冰冻的饮料，近一个月小李经常拉肚子，人也变得没精神，早晨起床痰很多，吃饱饭后上腹部饱胀不消化，睡眠变得很浅，入睡也慢。小李觉得自己没什么压力，怎么身体和睡眠都出了问题呢？看了医生才知道，他是过食生冷，伤了脾胃，是胃气失和引起的失眠。

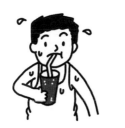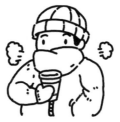

症状：不寐，脘腹胀满，胸闷嗳气，嗳腐吞酸；或见恶心呕吐，大便不爽；舌苔腻，脉滑。

治法：和胃化滞，宁心安神。

方药：保和丸。

## 📖 阴虚火旺

吴先生是个游戏爱好者，他常常日夜颠倒，白天补眠，夜间通宵打游戏。近几个月，吴先生觉得自己好像有些不对劲，常常感觉心脏仿佛漏跳了一拍，心里发慌，不管是白天还是晚上，都很难入睡，同时还常常口渴、耳鸣、头晕，记忆力也不太行了。吴先生这是作息混乱导致阴阳失衡，阴虚火旺引起的失眠。

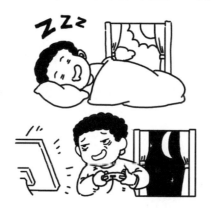

症状：心烦不寐，心悸不安，腰酸足软；头晕，耳鸣，健忘，遗精，口干津少，五心烦热；舌红少苔，脉细而数。

治法：滋阴降火，清心安神。

方药：六味地黄丸合黄连阿胶汤。

## 🧴 心脾两虚

小蕊是个内向的大学生，比较敏感，容易多思多虑，她平时夜眠多梦，每次遇到事情她会反复思虑，常常导致入睡困难，有时彻夜半梦半醒。她平时容易疲劳，经常大便不成形。小蕊的情况是思虑伤脾，心脾虚引起的失眠。

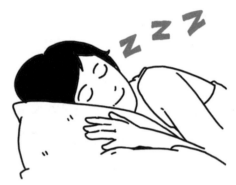

症状：多梦易醒，心悸健忘，神疲食少，头晕目眩；四肢倦怠，面色少华；舌淡苔薄，脉细无力。

治法：补益心脾，养心安神。

方药：归脾汤。

## 🧴 心胆气虚

刘先生平时身体挺好，也注重养生，两个月前体检时发现肺上有个肿物，暂时无法区分是良性还是恶性，医生建议手术治疗。联想到自己的哥哥前几年因癌症去世，刘先生感到非常恐惧，担心自己也患上了癌症，当晚刘先生就开始失眠了。虽然后来手术病理证明他的肿瘤是良性的，刘先生的失眠却并没有好转。刘先生的失眠是由于心胆气虚。

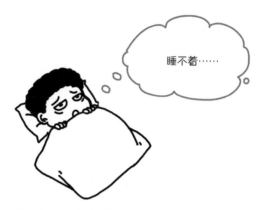

睡不着……

症状：心烦不寐，多梦易醒，胆怯心悸，触事易惊；气短自汗，倦怠乏力；舌淡，脉弦细。

治法：益气镇惊，安神定志。

方药：安神定志丸合酸枣仁汤。

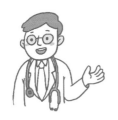

# 针灸理疗有奇效

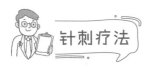

针刺疗法

　　以针刺疗法改善睡眠在古代医书里有很多的记载，如《黄帝内经》里就认为失眠属于"阴阳不交"，而通过针刺可以"补不足，泻有余"，从而达到阴阳平衡。因此，针刺治疗失眠的机制和作用在于能协调阴阳、扶正祛邪、疏通经络，从而达到改善睡眠的目的。

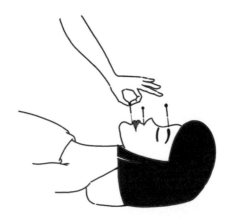

　　针刺治疗失眠的基本原则：宁心安神、清心除烦。在治疗原则的基础上，还要注意根据每个患者的不同特点进行有针对性的

治疗：心脾两虚者补益心脾，心胆气虚者补心壮胆，阴虚火旺者育阴潜阳，肝郁化火者平肝降火，痰热内扰者清热化痰。

治疗失眠主要选穴为神门、内关、百会、四神聪、安眠。

针刺疗法不建议自己在家进行，如有需要，可以去中医院针灸科挂个号，就会有专业的医生来帮你解决失眠的问题啦！

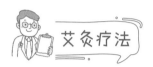

艾灸是用艾叶制成的材料点燃后产生的温热刺激体表穴位，以达到治疗效果的一种治疗方法。大家要问了："为什么要用艾叶灸呢？换成别的易燃的材料可以吗？"艾叶点燃后的温热穿透力极强，古代行军打仗时，需要寻找水源，士兵们就会搜割艾草，堆成一堆点燃，看在火堆之外的地方还有哪里冒烟，在冒烟的地方可以挖出水来。所以使用艾叶制成的材料来灸效果最佳。

艾灸可调节神经系统功能，对改善睡眠，消除失眠患者头晕头痛、心烦急躁、心悸健忘等症状有很大帮助。灸百会、神门、内关、关元、涌泉、足三里、三阴交等穴位均对失眠有较好的疗效。

## 艾灸产品的选择

艾灸的种类很多，主要有艾炷灸、艾条灸、温针灸等，对治疗失眠而言，最常用的就属艾条灸。市面上艾条种类繁多，看得人眼花缭乱，选哪种好呢？好的艾条在点燃后，艾烟少、不熏眼、不刺鼻，火力温和、渗透力强。最好的艾叶当属蕲艾，如选用3年以上的陈艾，可减少艾叶的燥性，效果更佳。

## 穴位的选择

百会：在头部，前发际正中上5寸，当两耳尖直上、头顶正中。

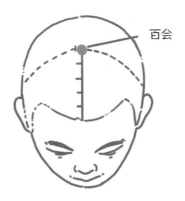

神门：位于腕部，于腕掌侧横纹尺侧端、尺侧腕屈肌腱的桡侧凹陷处。

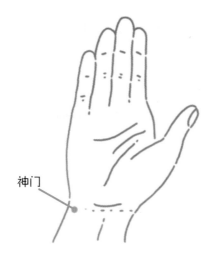

内关：位于前臂掌侧，当曲泽与大陵的连线上、腕横纹上2寸、掌长肌腱与桡侧腕屈肌腱之间。

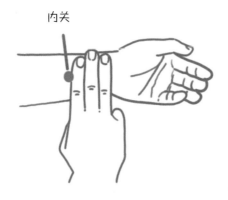

关元：位于脐下3寸处。

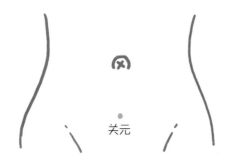

涌泉：位于足底部，约当足底第2、3跖趾缝纹头端与足跟连线的前1/3与后2/3交点上，蜷足时在足前部凹陷处。

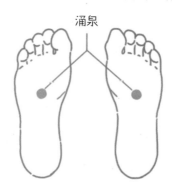

足三里：在小腿前外侧，当犊鼻下3寸，距胫骨前缘一横指（中指）。

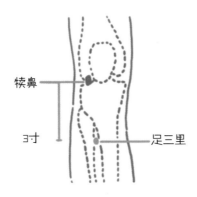

三阴交：在小腿内侧、内踝尖上3寸、胫骨内侧缘后际。

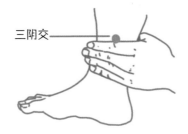

## 艾灸的方法

艾灸时，取适当体位，采用温和灸的方法，找准穴位，在距皮肤3～5厘米处进行悬灸，使局部有温热感而无灼痛，至皮肤稍起红晕为度。一般每穴悬灸10～15分钟，每次不超过5个穴位，每日1次，7～10次为1个疗程，睡前灸效果更佳。

## 艾灸注意事项

艾灸操作简单又方便，但也要注意以下几点。

（1）艾灸时间不宜太长，穴位不宜过多。

（2）艾灸时及时清理艾灰，避免烫伤皮肤及烧坏衣物。

（3）不慎烫伤或施灸时间过长出现水疱时：若水疱很小，可不予处理，待其自行吸收，注意不要擦破；若水疱比较大，用消毒针具挑破后，对创面进行消毒，避免感染。

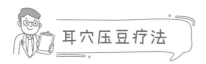
耳穴压豆疗法

耳穴压豆疗法是用菜籽或王不留行籽刺激耳郭上相应的穴位或反应点，通过经气传导，达到防病和治病目的的治疗方法。压贴期间，耳朵会有热、胀、麻、痛等"得气"的感觉。耳穴压豆方法简单，行之有效，适应证广泛，不需要耗费过多的精力，不增加患者的经济负担，也不会产生明显的不良反应，老少皆宜，所以深受人们欢迎。

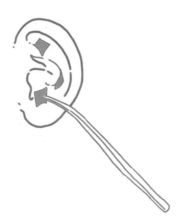

耳穴压豆法治疗失眠，主要是通过调节阴阳，使机体归于"阴平阳秘"，调节脏腑经络气血的平衡，祛除致病因素，恢复脏腑功能，从而达到改善睡眠的目的。现代医学认为，耳穴压豆疗法对耳穴的刺激，可通过神经传导到大脑皮质的相应区域，从

而减弱或抑制原有的病理兴奋灶，改善大脑的功能活动，使兴奋和抑制趋于平衡，使大脑处于最佳的"入静"状态，这对于帮助入睡、纠正失眠大有益处。耳穴压豆疗法还能对人体器官起到综合调节的作用，可通过多种途径达到治疗失眠的目的。

治疗失眠时主要选用以下几个耳穴。

神门：位于三角窝内，在对耳轮上下脚分叉处稍上方。本穴具有镇静止痛、养血安神之功效。

心：位于耳甲腔正中凹陷处。本穴具有宁心安神、调和营卫、清泻心火之功效。

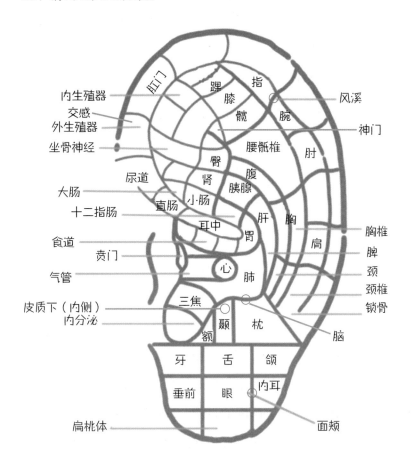

皮质下：位于对耳屏内侧面。本穴具有调节气机、健脾益肾、化痰通络、缓急止痛、益心安神之功效。

枕：位于对耳屏外侧面的后下方。本穴具有化痰醒脑、镇静安神、降逆缓急之功效。

脑：在对耳屏上缘，正当脑干与平喘连线的中点处。本穴具有补肾固精、行气解郁、益脑安神之功效。

除这几个主穴外，也可根据辨证分型加用其他耳穴穴位，如心脾两虚加脾、小肠，肝郁气滞加肝、三焦，心虚胆怯加交感、胆，心肾不交加肝、肾，胃失和降加交感、胃和脾。

**助眠小贴士**

### 睡前泡脚能助眠吗

泡脚确有助眠的效果。足部有丰富的神经末梢和毛细血管，在水温适当的情况下，用热水泡脚对神经和毛细血管有温和良好的刺激作用。这种温热刺激反射到大脑皮层，对大脑皮层可以起到抑制作用，并使交感神经抑制、副交感神经兴奋，从而改善睡眠、消除疲劳。

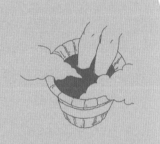

泡脚时，水深至少要没过踝关节，在泡脚的同时可按摩脚心、脚趾以及足底穴位，当水温降低时，应及时添加热水以保持温热。每天泡脚10～30分钟，可加速血液循环、舒筋活络、提高睡眠质量。但要注意水温不可过高，以免烫伤脚，此外水温过高往往会使人大汗淋漓、伤津耗气，反而不利于睡眠。

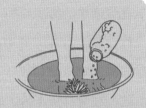

泡脚时，可适当加入一些养心安神的中药，如夜交藤、酸枣仁、远志、合欢皮、茯神等，如果平时经常感觉足部发凉，也可选用艾叶泡脚。如果你不了解自己的体质，只用温水泡脚也是可以的。还可以在泡脚用的热水里加入鹅卵石，这样能够刺激脚底的穴位，起到类似足底按摩和针刺穴位的作用。现在市场上有各式各样的足浴盆，有些有电动按摩功能，如果经济条件许可，也可一试。

当然，泡脚也有禁忌证，足部有皮肤破损、烧烫伤、出血或感染的人严禁泡脚，孕妇也最好不要泡脚。

要重点指出的是，对严重失眠者而言，仅仅泡脚是无法解决问题的。如果你感觉自己有严重的失眠，一定要去医院，医生会根据具体情况给出更全面的治疗方案，帮助你有效地摆脱失眠的痛苦。

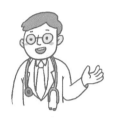

# 推拿按摩助睡眠

　　按摩也就是我们常说的推拿，是一种古老的医疗方法。在原始社会，人在生产劳动或与野兽搏斗时，会受外伤，出现疼痛，他们自然地用手去抚摸、按摩，发现这样可以缓解疼痛，此后就重复这种手法，长此以往，按摩逐渐演变成人们生活中必不可少的放松和治疗手段。

　　按摩是以力的形式直接作用于皮肤、皮下组织及肌肉的一种方法。它能改善血液循环，促进组织器官的新陈代谢，调节神经系统功能，调节大脑和内脏器官的生理活动，缓解中枢神经系统的紧张。通过舒适的按揉，大脑的紧张和疲劳得以解除，头晕头痛、烦躁不安、周身不适症状得以缓解，因而按摩可以改善失眠。

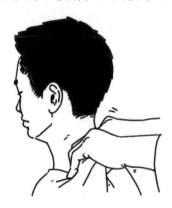

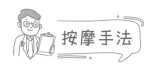

**按摩手法**

按摩手法较多，就治疗失眠而言，以揉法、按法、拿法、抹法为主。

揉法是用手掌掌根部或手指指腹吸定于治疗部位，对该处皮下组织做轻柔缓和的环旋动作的一种按摩手法。

按法是以指端、掌根着力，先轻后重，由浅而深地反复按压体表穴位的一种按摩手法。

拿法是以拇指与其余四指的指腹面紧夹治疗部位将肌肤提起，并做轻重交替而连续的揉、捏动作的一种按摩手法。

抹法是用拇指指腹贴于体表治疗部位，做上下、左右或弧形曲线的缓慢推动的一种按摩手法。

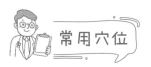

**常用穴位**

穴位按摩是在某些特定的腧穴处用按摩的手法来刺激穴位的一种方法。就治疗失眠而言，常选太阳、印堂、涌泉、中脘、足三里、三阴交、太冲等穴位，还可以按摩一些穴位组合，都对治疗失眠有着很好的效果。我们来简单了解一下常用的治疗失眠的穴位吧！

## 百会

该穴在头部，前发际正中上5寸，当两耳尖直上、头顶正中，多用按法、揉法。

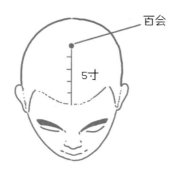

百会

5寸

## 💊 太阳

该穴在耳郭前面、前额两侧，在外眼角延长线的上方、两眉梢后凹陷处，多用按法、揉法。若有头晕头痛，按揉此穴效果更佳。

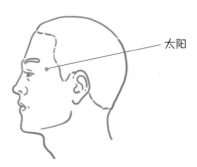

太阳

## 💊 印堂

该穴在额部，当两眉头的中间，多用按法、揉法、抹法。

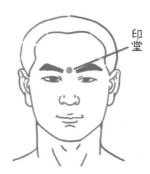

印堂

## 神门

该穴位于腕部，于腕掌侧横纹尺侧端、尺侧腕屈肌腱的桡侧凹陷处，多用按法、揉法。若有过多心事、烦躁不安，按揉此穴效果更佳。

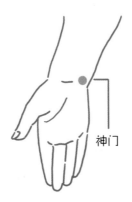

神门

## 涌泉

该穴位于足底部，约当足底第2、3跖趾缝纹头端与足跟连线的前1/3与后2/3交点上，蜷足时在足前部凹陷处，多用按法。

涌泉

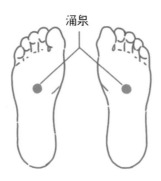

## 中脘

该穴位于人体的上腹部，前正中线上，肚脐上4寸，胸骨下端与肚脐连线中点，多用按法、揉法。若有胃胀、不消化，按揉此穴效果更佳。

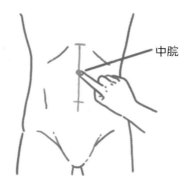

中脘

## 足三里

该穴在小腿前外侧，当犊鼻下3寸，距胫骨前缘一横指（中指），多用按法、揉法。若有睡前胃部不适，按揉此穴效果更佳。

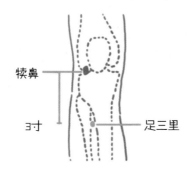

犊鼻

3寸

足三里

## 三阴交

该穴在小腿内侧、内踝尖上3寸、胫骨内侧缘后际，多用按法、揉法。

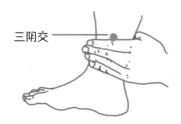

三阴交

## 太冲

该穴于足背侧，当第1跖骨间隙的后方凹陷处，多用按法、揉法。若为脾气大、易急躁者，按揉此穴效果更佳。

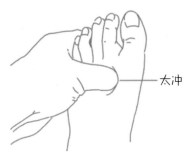

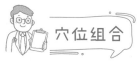

大家知道吗？常见的穴位除了点，还有线哦！配合着来做下面这些穴位推拿法，可以缓解失眠时头晕头痛、烦躁不安等不适症状，效果极佳。

## 开天门

用两拇指交替由两眉头之间向上直推至额上前发际处。

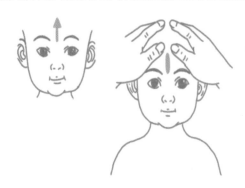

### 推坎宫

用两拇指同时自眉头起沿眉向眉梢推，成一直线。

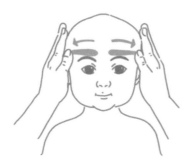

### 运太阳

用两大拇指按、揉太阳穴。

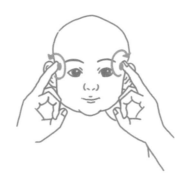

### 揉耳后高骨

用大拇指揉耳后入发际，乳突后缘高骨下凹陷处。

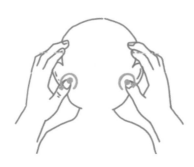

### 🧴 五指拿头

用五指的指腹，相对用力拿捏头部。从额头拿捏到脑后。

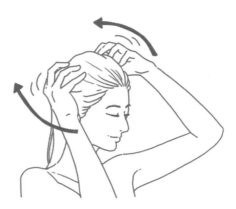

按摩穴位时，要注意力度适中。若穴位处有皮损，则切忌按摩。

你学会了吗?

# 失眠时，

# 这样做

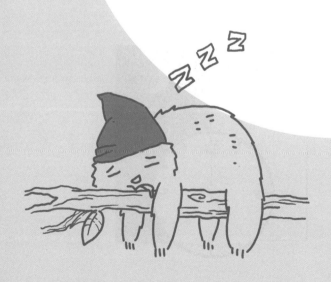

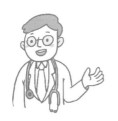

# 健康生活最关键

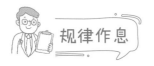

规律作息

不论你是在公司上班，还是自由职业，或是退休在家，想要良好的睡眠，最基本的都是要保持正常的生活节奏：按时起床，按时就寝，白天尽量活动，不要卧床。是否午睡则要看你的情况：如果午睡影响晚上入睡，就不要午睡；如果没有影响，可以午睡30分钟，最长不可超过1小时，也不要在下午3点后再"午"睡。

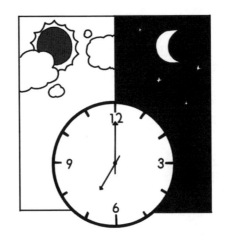

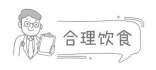 

日常饮食越多样化越好。应当多吃新鲜的蔬菜和水果，要荤素搭配、少盐少油。由于失眠的人消化功能很容易受影响，所以要尽量避免吃一些难消化或辛辣刺激的食物，避免引发胀气或"烧心"感，影响睡眠。

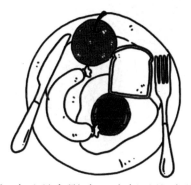

进食的时间也对睡眠有影响。晚餐过饱或临睡前大吃大喝会对睡眠有影响，因此最好遵循"早餐多吃，中餐适量，晚餐少吃"的原则。

如果你有夜间瘙痒或气道敏感的问题，一定要去看医生，看是否存在食物过敏，避免因进食某些食物引起过敏，影响睡眠。

如果你有消化方面的疾病（如慢性腹泻），建议检查体内维生素和微量元素水平，并根据结果补充维生素和微量元素。有研究表明吸烟、喝酒、长期高压都会额外消耗B族维生素，而B族维生素对一部分人有改善睡眠和减轻抑郁情绪的作用。

某些药食同源的中药也有助眠作用，如龙眼肉、莲子、山药等。但选用什么样的中药一定要根据体质，比如，龙眼肉具有养血安神的作用，气血虚的失眠者食用后效果可能挺好，但肝火旺的失眠者吃了龙眼后会口干咽痛，睡眠反而会变得更差。尤其是长期失眠者，他们的体质可能是上热下寒的寒热错杂体质，不能只清火，也不能单纯温补，要辨证论治。所以用哪种中药助眠，不能一概而论，还是应该去医院问医生才行。

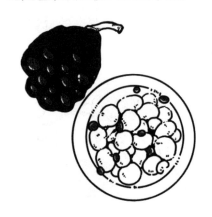

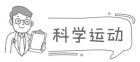

科学运动

运动是治疗失眠的有效方法。运动不仅可以加速人体的血液循环，促进新陈代谢，使人更健康，还能够帮助大脑分泌出抑制兴奋的物质——内啡肽，这种化学物质可以改善抑郁情绪，可以让人感到安宁。有睡眠研究发现，有氧运动可以增加深度睡眠在睡眠中所占的比例。

由于运动并不是对所有人都有效，有些运动员也会失眠，所以你可以尝试运动2～4周，并记录睡眠，看看二者之间是否有关联。不过，运动即使不能改善你的睡眠，也是很好的放松和保健方式，我们仍然建议你适量运动。

### 注意运动强度

剧烈运动能使人在后半夜睡得更深，但不能使人入睡更快。由于个体差异，每个人适合的运动量也有所区别，因此运动要循序渐进，这样才能摸索出适合自己的运动量。如果你在运动时心率增加、运动后浑身轻松，那这就是适合的运动量。如果运动量太大，则让人过度疲劳，而过度疲劳会导致身体不适，比如运动后出现头痛、恶心、胸部不适、食欲下降等，睡眠反而会变得更差，这时就需要进行运动量的调整。另外，如果你的年龄超过了45岁，或者你患有糖尿病、高血压病、冠心病等慢性基础疾病，那么一定要在咨询医生后再适度运动。

### 挑选运动方式

进行什么运动取决于兴趣和健康状况，最开始可以尝试不同的运动方式，看看它们给睡眠带来了怎样的改变。你可以尝试跑步、游泳、骑自行车、练瑜伽、跳舞、滑冰、打乒乓球、滑雪等运动，若觉得只进行一项运动太单调，也可以每天选择几项不同的运动。当选择了自己喜欢的运动方式后，就要制定运动计划，有规律地运动，持续一段时间后，你就会获得惊喜了。

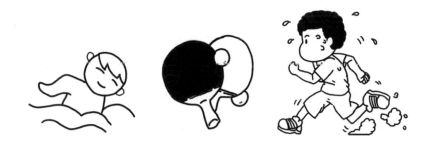

## 🧴 运动时间也很重要

在早上或者深夜进行运动的效果不如在下午或者傍晚好。如果你把高强度锻炼的时间选在临睡前，睡觉时你的体温就会较高，导致入睡困难。临睡前可做一些轻微运动，强度以能让身体微微出汗为标准。轻度运动30～40分钟后，人将很容易进入深度睡眠，睡眠质量就会变得较好。运动锻炼应持之以恒，但也没必要每天都运动，一般每周运动4～5次，每次30～60分钟即可。

## 🧴 其他注意事项

首先，运动前1小时内不宜进餐，可适当饮水；其次，运动前要注意气温，结合运动项目，选择合适的衣物与鞋子；最后，运动前可先进行5～10分钟的热身运动，使自身体温升高，让肌肉变得柔软，从而使身体能适应接下来较大强度的运动量，避免伤害。

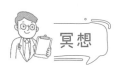

冥想

冥想对失眠的患者来说是一个很好的方法。虽然冥想的具体方法很多，但万变不离其宗：冥想不必特意强调某一种动作，重点在于如何放松自己、如何掌握呼吸的节奏，令自己达到返璞归真的心境。睡觉之前，你可以在洗澡时专注于自己的呼吸节奏，感受水的温暖，让自己彻底放松下来。很多人都学习过瑜伽，也可以在睡前做冥想瑜伽。

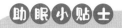

## 喝酒能助眠吗

睡眠研究专家通过跟踪来研究酒精与睡眠的关系，发现二者间的关系还挺复杂。

第一，饮酒"助眠"存在耐受性。起初你只需小酌几口即可呼呼入睡，但久了之后就会变得耐受，需要增加饮酒量才能达到同样的效果，使你不知不觉喝得越来越多。

第二，饮酒有成瘾性。习惯了饮酒的人，若哪天没有饮酒，就会出现心慌焦虑、心神不宁等戒断反应，反而不利于睡眠。

第三，饮酒伤身。长期饮酒，尤其是饮烈性酒，对身体会有伤害，酒可导致酒精肝、脂肪肝、心脑血管疾病等健康问题。

第四，饮酒"助眠"也有"反跳性"。喝酒后的睡眠与生理睡眠不是同一种睡眠。专家通过研究脑电图发现，酒后睡眠的脑电活动与觉醒时极其相似。虽然醉酒者上半夜可以睡得很深，但其后半夜的睡眠深度反而较平时浅，在清晨醒来时人也容易兴奋，或者反过来有昏昏沉沉的宿醉感。

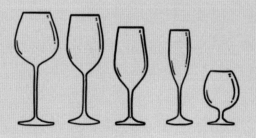

需要注意的是，酒精可抑制睡眠期的呼吸、加重阻塞性睡眠呼吸暂停，睡觉时打鼾的人应戒酒或尽量减少饮酒量。可见，"小酌怡情，大饮伤身"，饮酒虽然能调节心情，但通过饮酒助眠的方式并不可取，甚至有可能会适得其反。

通过饮酒来帮助睡眠并不算是明智之举。若有烦心事，可以和家人或者朋友谈心，倾诉自己心中的烦恼并解决问题，就不会一直因为那些让人忧愁的事情失眠啦，美美地睡上一觉，醒来又是美好的一天。

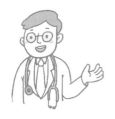

# 神奇的传统"功夫"

　　传统的运动养生法是我国劳动人民智慧的结晶。千百年来，人们在养生实践中总结出许多宝贵的经验，使运动养生法不断地充实和发展，形成了融导引、气功、武术、医理为一体的具有中华民族特色的养生方法。无论哪种养生运动，都是以中医的阴阳、脏腑、气血、经络等理论为基础，以养精、练气、调神为运动的基本要点，以动形为基本锻炼形式，用阴阳理论指导运动的虚、实、动、静；用开阖升降指导运动的屈伸、俯仰；用整体观念说明运动健身中形、神、气、血、表、里的协调统一。

　　传统运动养生法讲求调息、守意、动形，都以调摄气血、畅通经络、活动筋骨、调和脏腑为目的，还注重通过调整意识来养神。以意领气，调呼吸以练气，以气行推动血运，周流全身；以气导形，通过形体、筋骨关节的运动，使周身经脉畅通，营养整个机体。传统运动养生法最终是要使形神兼备、百脉流畅、内外相和、脏腑协调，让机体达到"阴平阳秘"的状态，因而也能很好地改善睡眠的质量。

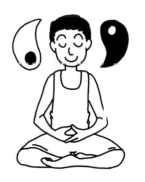

五禽戏

　　五禽，是指虎、鹿、熊、猿、鸟五种禽兽。所谓五禽戏，就是指通过模仿虎、鹿、熊、猿、鸟五种禽兽的动作，组编而成的一套锻炼身体的方法。

　　五禽戏的五种动作各有侧重，但又是一个整体，是一套系统的功夫，如果经常练习而不间断，则具有养精神、调气血、益脏腑、通经络、活筋骨、利关节的作用。神静而气足，气足而生精，精足而化气动形，若能通过练习五禽戏达到三元（精、气、神）合一的境地，则可见祛病、健身的效果。恰如华佗所说："亦以除疾，兼利蹄足。"

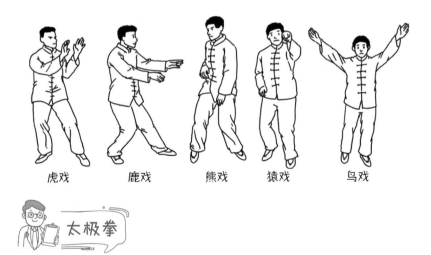

| 虎戏 | 鹿戏 | 熊戏 | 猿戏 | 鸟戏 |

太极拳

　　太极拳是我国传统的健身拳术之一，是一种意识、呼吸、动作密切结合的运动。太极拳注重"以意领气，以气运身"，是用意念指挥身体的活动，用呼吸协调动作，它融武术、气功、导引于一体，是"内外合一"的内功拳。太极拳以其动作舒展轻柔，动中有静，圆活连贯，形气和随，外可活动筋骨，内可流通气血，协调脏腑，被广泛地用于健身防病，深为广大群众所喜爱。

太极拳将意、气、形结合成一体，使人身的精神、气血、脏腑、筋骨均得到濡养和锻炼，达到"阴平阳秘"的平衡状态，所以能起到有病治病、无病健身的作用。太极拳之所以能够改善睡眠，道理也正在于此。

太极拳的流派很多，各有特点，架势也有新、老之分。当前，比较简便易学的，就是"简化太极拳"，俗称"太极二十四式"。

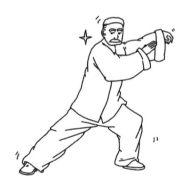

八段锦属于古代导引法的一种，是形体活动与呼吸运动相结合的健身法，是由八种不同动作组成的健身术，故名"八段"。因为这种健身法可以强身益寿、祛病除疾，其效果甚佳，有如展示给人们一幅绚丽多彩的锦缎，故称为"锦"。八段锦不受环境、场地限制，随时随地可做，术式简单且易记易学，运动量适中，老少皆宜，而强身益寿作用显著，故一直流传至今，仍是广大群众所喜爱的养生保健操。

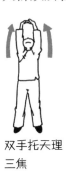
双手托天理
三焦

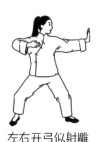
左右开弓似射雕

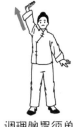
调理脾胃须单举

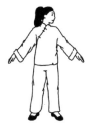
五劳七伤往后瞧

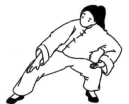
摇头摆尾去心火

双手攀足固肾腰

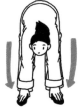
攒拳怒目增气力

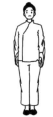
背后七颠百病消

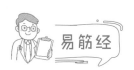
易筋经

"易"，指移动、活动；"筋"，泛指肌肉、筋骨；"经"，指常道、规范。顾名思义，"易筋经"就是活动肌肉、筋骨，使全身经络、气血通畅，从而增进健康、祛病延年的一种传统健身法。

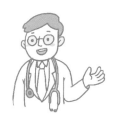

# 睡前动一动

我们平时在睡前可以做一些简单的保健操，来放松身体，改善睡眠。以下是一些简单的助眠安眠操要领，可以自行在家尝试，也许会对你的睡眠有意想不到的帮助。

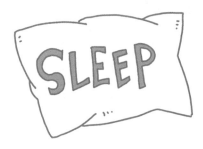

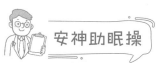

### 举双臂运动

双脚自然站立，与肩同宽，双臂自然下垂于两侧，双臂前平举，双手用力握拳，使上肢肌肉收缩，同时吸气，然后呼气，双臂下垂做前后摆动，使双臂及肩部肌肉高度放松，重复6～8次。

### 举肩肘关节运动

双脚自然站立，与肩同宽，双臂自然下垂于两侧，双臂屈肘平举，双手握拳置于胸前，用力使肩部、双臂的肌肉紧张，同时吸气，然后呼气，双臂放下，放松肌肉，重复6～8次。

### 全身调节运动

双脚并拢自然站立，双手十指交叉互握，双脚跟踮起，双手掌心向上举至头顶，使全身肌肉收缩，同时吸气。然后双手放下，全身肌肉尽量放松，自然呼气，重复6～8次。

### 头颈部肌肉调节运动

取坐位，双手互握置于头枕部，头部用力后仰，双手向前对抗，下颌用力内收，同时呼气，然后头部、颈部、手部、全部放松，自然呼气，重复6～8次，用双手上下往返擦脸的正侧面及耳后36次。

### 下肢肌肉运动

取坐位，双手置于膝盖上，双手用力下压大腿，双脚用力踩地面，使下肢肌肉紧张，同时吸气，然后全身肌肉放松，同时呼气，重复6～8次。

### 腰背肌肉运动

取仰卧位，双手叉腰，双侧肘臂往下按，背腰部挺起抬离床面，使腰背肌肉紧张，同时吸气。然后两臂放松，腰背部放松、落下，同时呼气，重复6～8次。

### 腹肌运动

取仰卧位，双手十指交叉置于脑后，稍向上向前抬头，使腹肌紧张，同时吸气，然后头放松下落，腹肌放松，同时呼气，重复6～8次。双手重叠放置于腹部，顺时针按摩3～5分钟，大脑入静，全身肌肉放松，调整呼吸，动作缓慢柔和，勿有杂念，意念集中在掌心。

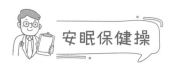

### 叩齿咽津

（1）叩齿：每天清晨，心静神定，口轻闭，先叩臼齿36下，次叩门齿36下，再叩犬齿各36下，然后用舌舔牙周3～5圈。

（2）咽津：咽下唾液。先用舌舔上腭或牙齿周围及唇内，同时两腮作漱口状，待唾液满口时再咽下，并以意念送入丹田，即想象咽下的唾液直进入了小腹的丹田之中。

注意事项：叩齿、咽津常配合进行练习，有口腔糜烂、牙龈脓肿时应暂停练习，待病愈后再练习。

### 旋睛鸣鼓

（1）旋睛：双侧眼球顺时针旋转8次，向前注视，再逆时针旋转8次，然后双眼紧闭片刻，再睁开。

（2）鸣鼓：双手掌紧掩耳门，十指掩后脑，将食指重叠中指上，轻轻弹击脑后，左右各8次。

## 按摩头皮

取坐位、仰卧位，两手以指腹往返按摩头皮如梳头状，持续1～2分钟。

## 引颈摩椎

（1）引颈：取仰卧位，十指交叉，托住后脑，引颈缓缓伸向前下方，以下颌抵近前胸为宜，重复8次。头部分别向左右两侧转动，重复8次。

（2）摩椎：取左侧卧位，将右手拇指食指分开，伸向后背，沿着腰椎由上而下反复推摩8次，再换右侧卧位，重复前述动作8次。

## 耸肩扩胸

上肢屈臂握拳，双肩用力向上耸起，然后缓缓放下，重复8次，然后双手向前伸直，手掌向外稍向左右拉开，同时扩胸，重复8次。

## 按肚摩腹

取仰卧位，下肢略分开，将左右手交叠按于脐周，顺时针按摩36圈，可从脐周一圈圈扩大按摩范围至全腹。

## 掌推双腿

取坐位，两手贴紧双侧大腿，由上而下顺推双下肢，持续1分钟。

### 交互搓脚

取坐位，用手掌心搓摩脚心致脚心局部有热感，换另一侧重复上述动作。

### 吐纳提肛

取仰卧位，全身放松，双手重叠放在小腹部，先吸气，同时腹部下陷，肛门上提，持续3~5秒，然后呼气，呼气时要记得鼓起腹部，同时肛门放松，如此重复36次。

### 翘足提踵

取仰卧位，用力翘起脚尖，保持左脚后跟紧张持续1~2秒，再放松脚尖，如此重复6~8次。

失眠大多病程较长，病情复杂，治疗难以速效，且本病属心神病变，平常应注意精神调摄，保持精神舒畅，养成良好的运动锻炼习惯，避免过度忧思焦虑，改善睡眠环境，注重劳逸结合，积极配合医生的诊治，才能提高治疗效果。

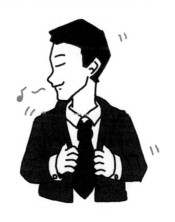

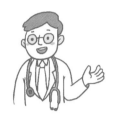

# 我的睡眠日志

临床中常有人说："我不知道我失眠的原因，我失眠的时间完全没有规律。"如果你也有同感，可以尝试记录睡眠日志以探寻导致你失眠的原因或验证你之前对失眠原因的判断。下面是关于睡眠日志的一些内容，供读者参考。

睡眠日志是进行失眠的认知行为疗法的核心部分，也是国际公认的辅助睡眠疾病检查的方法，它通过引导患者填写睡眠日志去发现一些日常容易忽视的行为，从而帮助患者识别自身睡眠问题与不良睡眠行为之间的关系。日志格式多种多样，包括图形、表格、问答。睡眠日志包括这样一些要素：日常睡觉及起床时间，是否吸烟、摄入酒精及咖啡因，是否辅助使用安眠药物，自身疲劳程度和思睡情况。这些记录日常生活的信息和细节应在

就诊前填写，也能够作为医师判断患者治疗反应的参考。通过每天记睡眠日志，患者能够坚持检查或分析自己的睡眠情况，并对其有全面、客观的了解，从而减轻对失眠的担心、

焦虑和恐惧，这种分析方法对部分患者来说就是一个行之有效的疗法。

睡眠日志可参照以下日志格式来完成。

## 睡眠日志

姓名：＿＿＿＿＿＿＿＿

在床时长：＿＿＿＿＿＿

睡眠时长：＿＿＿＿＿＿

**第一部分：请你填写好这部分作为睡前的最后一件事**

日期：＿＿＿＿＿＿

记录天数：＿＿＿＿＿

1. 今天，你是在什么时候进食的？（如果没有，则写"无"）

早餐：＿＿＿＿＿＿＿

午餐：＿＿＿＿＿＿＿

晚餐：＿＿＿＿＿＿＿

2. 在每个时间段你有以下哪些行为？（如有则打√，如没有则留白）

|  | 早餐前或早餐时 | 早餐后到午餐前 | 午餐后到晚餐前 | 晚餐后 |
|---|---|---|---|---|
| 含咖啡因的饮料 |  |  |  |  |
| 含酒精的饮料 |  |  |  |  |
| 抽烟（雪茄/烟斗/口嚼烟） |  |  |  |  |

3. 你今天用了什么药物？（处方药和非处方药均须填写）

| 药名 | 用药时间 | 剂量 |
|---|---|---|
|  |  |  |
|  |  |  |
|  |  |  |

4. 你今天做了哪种运动？（如有则填写，如没有则留白）

| 运动方式 | 开始时间 | 结束时间 |
|---|---|---|
|  |  |  |
|  |  |  |
|  |  |  |

5. 白天小睡了多少次？（如果没有则留白）

| 小睡次数 | 开始时间 | 结束时间 |
|---|---|---|
|  |  |  |
|  |  |  |
|  |  |  |

### 第二部分：请你填写好这部分作为醒来的第一件事

日期：_____

记录天数：_____

1. 昨晚上床睡觉的时间：_____

2. 关灯的时间：_____

3. 多少分钟才入睡：_____

4. 最终醒来的时间：_____

5. 如何醒来（选择一个打√）：闹铃或广播（ ） 被其他人唤醒（ ）
被吵醒（ ） 自然醒（ ）

6. 入睡后醒来（在相应位置打√）

| 夜间醒来的次数 | 0 | 1 | 2 | 3 | 4 | 5 | 更多 |
|---|---|---|---|---|---|---|---|
| 醒来上厕所 |  |  |  |  |  |  |  |
| 被噪声吵醒 |  |  |  |  |  |  |  |
| 因身体不适醒来 |  |  |  |  |  |  |  |
| 自然醒 |  |  |  |  |  |  |  |
| 醒来的总时间：（        ）分钟 |  |  |  |  |  |  |  |

7. 睡眠评级（在横线上标出对应程度的位置）

（1）睡眠质量：

_____

非常差　　　　　　　　　　　　　　　　　　非常好

（2）最后醒来的情绪：

_____

非常紧张　　　　　　　　　　　　　　　　　非常平静

（3）最后醒来时的清醒程度：

_____

非常昏昏沉沉　　　　　　　　　　　　　　　非常清醒

　　除手动记录外，你也可以在专业人士的帮助下利用便携的睡眠脑电监测设备记录睡眠，这样能让你对自己睡眠的情况有更清晰的了解，消除一些误判。许多失眠者无论睡得如何都会担心失眠，而这种担心会进一步加重失眠，形成恶性循环。通过便携设备的监测，人们可以深入了解睡眠的真实情况，这样就能减轻患者的心理负担，减少心理因素对睡眠的影响。同时，对深睡眠时间及睡眠结构的了解也有利于医生开展针对性治疗，帮助患者获得好的睡眠。

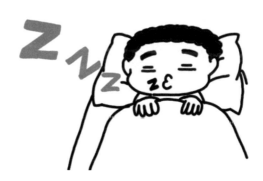